中国结核病防治

百千万志愿者指导手册

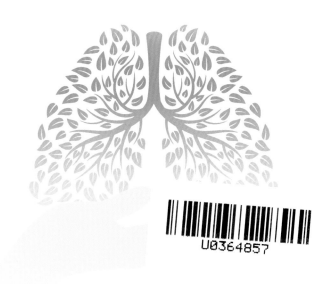

中国健康教育中心
中国疾病预防控制中心
中国性病艾滋病防治协会
中国防痨协会
编著

人民卫生出版社
·北京·

图书在版编目（CIP）数据

中国结核病防治百千万志愿者指导手册 / 中国健康教育中心等编著. — 北京：人民卫生出版社，2024.2
ISBN 978-7-117-36030-2

Ⅰ. ①中…　Ⅱ. ①中…　Ⅲ. ①结核病 – 预防（卫生）– 卫生工作 – 中国 – 手册　Ⅳ. ①R520.1-62

中国国家版本馆 CIP 数据核字（2024）第 035529 号

中国结核病防治百千万志愿者指导手册
Zhongguo Jiehebing Fangzhi Bai Qian Wan Zhiyuanzhe Zhidao Shouce

编　　著：中国健康教育中心
中国疾病预防控制中心
中国性病艾滋病防治协会
中国防痨协会
出版发行：人民卫生出版社（中继线 010-59780011）
地　　址：北京市朝阳区潘家园南里 19 号
邮　　编：100021
E - mail：pmph @ pmph.com
购书热线：010-59787592　010-59787584　010-65264830
印　　刷：北京顶佳世纪印刷有限公司
经　　销：新华书店
开　　本：889 × 1194　1/32　印张：4
字　　数：111 千字
版　　次：2024 年 2 月第 1 版
印　　次：2024 年 3 月第 1 次印刷
标准书号：ISBN 978-7-117-36030-2
定　　价：40.00 元
打击盗版举报电话：010-59787491　E-mail：WQ @ pmph.com
质量问题联系电话：010-59787234　E-mail：zhiliang @ pmph.com
数字融合服务电话：4001118166　E-mail：zengzhi @ pmph.com

《中国结核病防治百千万志愿者指导手册》
编写委员会

组织单位：中国健康教育中心
编写单位：中国疾病预防控制中心　中国健康教育中心
　　　　　民政部信息中心
支持单位：中国性病艾滋病防治协会　中国防痨协会

编委会主任：
李长宁　　严　俊　　郝　阳
编委会副主任：
吴　敬　　赵雁林　　王新伦
主　编：
屈　燕　　刘童童
副主编：
陈明亭　　张　慧　　江　虹

编委（按姓氏笔画排序）：

王　嘉	王仕昌	许　琰	孙　莹	吴惠忠
陈　彬	房宏霞	姜世闻	徐晓敏	蒋　珊

编者（按姓氏笔画排序）：

于宝柱	万　莹	马　佳	马晓玲	王　铂
王　倪	王　嘉	王云霞	王仕昌	王宇红
王红波	王丽芳	王忠东	王晓炜	王朝才
王嘉雯	邓亚丽	古扎丽努尔·艾则孜		付　玲
冯　苗	尼玛曲措	刘　芳	刘宜平	刘童童
江　虹	许　琳	许　琰	孙　莹	孙定勇
孙彦波	李　臻	李进岚	李运葵	李雪梅
杨天荣	肖　涛	肖　筱	吴惠忠	何昱颖
汪清雅	张　帆	张　莉	张　慧	张会民
张苏蕾	张治国	张宝莹	张梦娴	张碧波
张影坤	陈　钢	陈　彬	陈　静	陈江芬
陈明亭	陈馨仪	范月玲	林淑芳	罗小峰
罗兴雄	周丽平	房宏霞	屈　燕	赵　瑶
赵　燕	赵庆龙	荣　岩	钟吉元	段丽丽
姜世闻	夏　岚	倪　晗	倪帅虎	徐晓敏
高雨龙	郭志文	黄　钦	戚　巍	崔哲哲
彭　颖	董　晓	蒋　珊	蒋建国	曾艳文
潘晶晶	魏　倩			

前言

结核病是一种古老的以呼吸道传播为主的慢性传染病，至今依然是危害公众健康的重要公共卫生问题。为广泛发动全社会力量开展结核病防治宣传教育，提升公众对结核病危害的认识，增强全民参与结核病防治的意识，共同消除结核病的社会危害，保护人民健康，2012 年 3 月，原卫生部启动实施了“百千万志愿者结核病防治知识传播活动”（简称“百千万活动”），活动宗旨是在国家、省（自治区、直辖市）和市（县）各层面广泛招募结核病防治志愿者，通过开展持续、有效的公益宣传活动，形成结核病防治知识传播链，助力我国结核病防治工作不断向前发展。

“百千万活动”是深入践行“政府倡导、社会动员、健康教育”的中国结核病防治健康促进策略的重要实践，是我国结核病防治健康促进工作的特色之举，得到各方高度关注和重视。“百千万活动”实施 10 余年来，累计动员超过 100 万名志愿者加入结核病防治宣传队伍，全国各地涌现出了许许多多优秀志愿者（团队）和感人至深的爱心故事，为结核病防治做出了积极贡献，在国内外得到广泛的肯定与赞誉。2023 年 3 月，国家疾病预防控制局、民政部、国家卫生健康委员会、共青团中央联合启动了“百千万志愿者结核病防治知识传播活动提升行动”（简称“提升行动”），在技术上实现了志愿者注册和活动的网络信息化管理与质量监控，推进志愿者活动在多部门的共同指导下向更加规范、更高质量、更为创新的方向不断发展。

为进一步规范指导“提升行动”的落实和实施，在国家疾病预防控制局的指导下，由中国健康教育中心组织，中国疾病预防控制中心、中国健康教育中心、民政部信息中心、中国性病艾滋病防治协会、中国防痨协会等机构的专家共同编写了《中国结核病防治百千万志愿者指导手册》（以下简称《手册》）。《手册》包括概述篇、管理篇、实践篇、资源篇4个部分，系统介绍志愿服务和“百千万活动”概况、“提升行动”实践与管理、志愿者培训与宣传活动开展、结核病防治基本知识、志愿者典型案例等内容，并提供了结核病防控健康教育资源库，贴合志愿服务需求，内容丰富务实。《手册》适用于医疗卫生机构、学校、各类企事业单位、媒体机构、社会组织、志愿者团体、社会公众等有志于投身结核病防治志愿服务的各类机构和爱心人士，是实施志愿者管理和指导志愿活动开展必备的参考工具。

诚请读者在使用中多提宝贵意见。《手册》编写得到中国性病艾滋病防治协会、中国防痨协会和比尔及梅琳达·盖茨基金会结核病防治倡导项目支持，在此谨表感谢。

编者

2024年1月

目录

概述篇

管理篇

实践篇

资源篇

概述篇

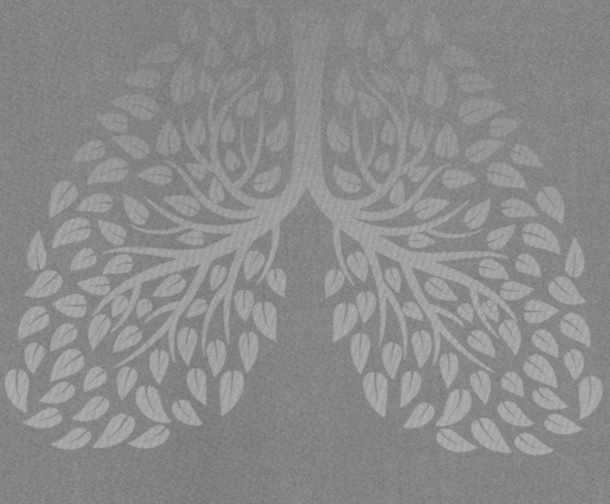

一、志愿者和志愿服务概述

（一）志愿者、志愿服务相关概念及我国志愿服务发展历程

1. 志愿者

联合国对志愿者的定义为“不以金钱、名利和获取任何报酬为目的，自愿进行社会公共利益服务的活动者”。我国《志愿者服务条例》对志愿者的定义是“以自己的时间、知识、技能、体力等从事志愿服务的自然人”。志愿者利用自己的休息时间贡献自己的精力，在不计报酬的前提下，为推动人类的发展、社会的进步和社会福利事业贡献自己力量。

2. 志愿者精神

1994 年 12 月 5 日，中国青年志愿者协会成立，胡锦涛同志在致中国青年志愿者协会成立大会的贺信中提出“**奉献、友爱、互助、进步**”的志愿者精神。志愿服务是现代社会文明进步的重要标志，是加强精神文明建设、培育和践行社会主义核心价值观的重要方式。

3. 志愿服务

志愿服务是指志愿者、志愿服务组织和其他组织自愿、无偿向社会或者他人提供的公益服务。志愿者可以参与志愿服务组织开展的志愿服务活动，也可以自行依法开展志愿服务活动。

4. 志愿服务组织

志愿服务组织是指依法成立，以开展志愿服务为宗旨的非营利性组织。志愿服务组织可以采取社会团体、社会服务机构、基金会等组织形式。志愿服务组织的登记管理按照有关法律、行政法规的规定执行。

5. 我国志愿服务发展历程

我国的志愿服务在新中国成立后兴起并快速发展，雷锋事迹和雷锋精神的广泛传播奠定了中国特色志愿服务的深厚基础。以党的十一届三中全会为标志，我国进入了改革开放与社会主义现代化建设新的历史时期，中国特色志愿服务也进入了快速发展阶段。1994 年 12 月 5 日，中国青年志愿者协会成立，同时民政系统推动的社区志愿服务和中国红

十字会推动的专业志愿服务也蓬勃发展，在此基础上成立了全国性的志愿服务组织——中国志愿服务联合会，推动我国志愿服务走上持续、规范发展的新征程。

2006年11月7日，共青团中央印发《中国注册志愿者管理办法》，2013年11月进行了修订。2015年9月14日，中央精神文明建设指导委员会办公室（简称“中央文明办”）、民政部、共青团中央下发关于推广应用《志愿服务信息系统基本规范》的通知，通知指出：民政部等部门将依据行业标准《志愿服务信息系统基本规范》（MZ/T 061—2015），将全国志愿者队伍建设信息系统升级改造为全国志愿服务信息系统，提供给各地区、各部门和志愿服务组织无偿使用。

2016年7月11日，中共中央宣传部、中央文明办、民政部、教育部、财政部、中华全国总工会、共青团中央、中华全国妇女联合会等八部委联合印发《关于支持和发展志愿服务组织的意见》，提出到2020年基本建成与经济社会发展相适应，布局合理、管理规范、服务完善、充满活力的志愿服务组织体系。

2017年12月1日，国务院发布的《志愿服务条例》正式施行，为我国志愿服务事业健康发展提供了基本遵循原则和重要保证，标志着我国志愿服务事业步入法制化运行的阶段。

为规范引导志愿服务组织和志愿服务发展，2020年3月24日，民政部发布了行业标准《志愿服务基本术语》。2021年5月21日，国家标准GB/T 40143—2021《志愿服务组织基本规范》由国家市场监督管理总局、国家标准化管理委员会发布实施。2021年7月31日，民政部升级上线全国志愿服务信息系统2.0版（中国志愿服务网，https://chinavolunteer.mca.gov.cn），为全国志愿服务工作提供了更好的保障。

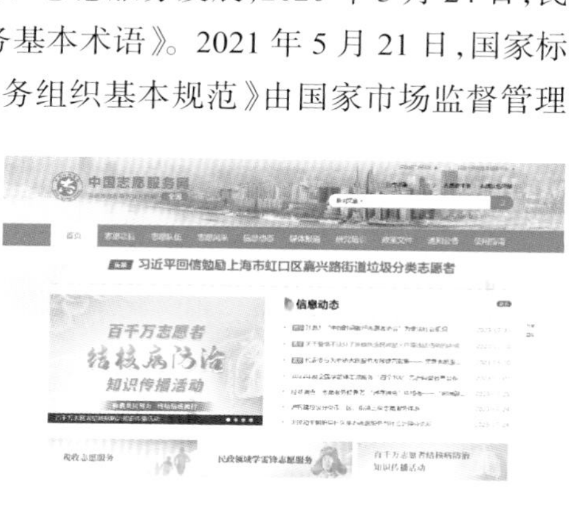

党和国家高度重视志愿服务的建设与发展，习近平总书记多次发表重要讲话，明确志愿服务是社会文明进步的重要标志，希望广大志愿者、志愿服务组织、志愿服务工作者立足新时代、展现新作为，弘扬“奉献、友爱、互助、进步”的志愿精神，指出志愿者事业要同“两个一百年”奋斗目标、同全面建设社会主义现代化国家同行，提出要把志愿服务组织的工作重点放在扶贫、济困、扶老、救孤、恤病、助残、救灾、助医、助学方面。

现代志愿服务在日常互助服务、抢险救灾服务和大型活动服务三种基本服务形态中蓬勃发展，中国志愿者服务足迹遍布城乡各个角落，人民群众广泛参与和互帮互助，凸显温暖人心、和谐社会的功能价值。

（二）志愿者和志愿服务组织成立的要求

GB/T 40143—2021《志愿服务组织基本规范》中对志愿者和志愿服务组织成立的基本要求进行了规定。

1. 志愿者的基本要求

(1) 热心社会公益事业，具有志愿服务精神。

(2) 具备参加志愿服务所需要的能力和素质。

2. 志愿服务组织成立的基本要求

(1) 依照法律法规及有关行政主管部门规定设立。

(2) 有明确的业务或工作范围。

(3) 具有与其业务或工作范围相适应的管理人员和志愿者。

(4) 具有与其业务或工作范围相适应的办公条件。

（三）志愿服务类别

中国志愿服务网将志愿服务项目类别归纳为社区服务、扶贫减贫、支教助学、卫生健康、法律服务、环境保护、科技科普、文化艺术、平安综治、文明风尚、交通引导、志愿消防、应急救援、禁毒宣传、体育健身、旅游服务、关爱特殊群体、大型活动、海外志愿服务、税收服务、疫情防控和其他 22 项。

(四)志愿者的基本素养和能力

志愿者需具备的基本素养包括坚定的理想信念、大局观和全局意识、乐观向上的生活态度、讲文明懂礼仪、做事诚实守信、具备尊重和包容精神等。

志愿者需具备的基本能力包括团结合作、组织协调、善于思考、善于沟通、自主学习、自我管理等能力。

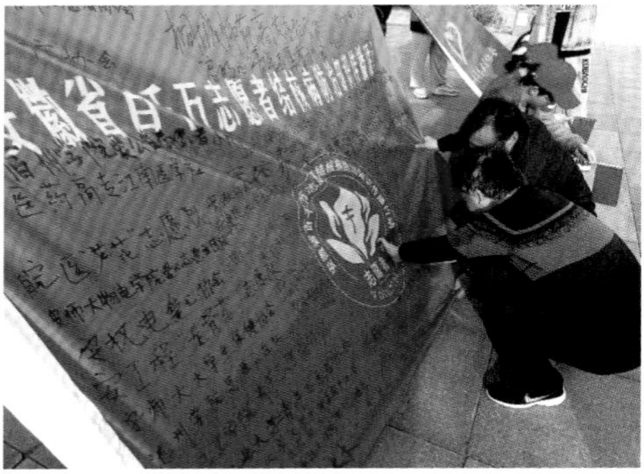

二、百千万志愿者结核病防治知识传播活动与提升行动

(一)百千万志愿者结核病防治知识传播活动

2012 年 3 月,在原卫生部指导下,中国疾病预防控制中心和中国健康教育中心联合启动了百千万志愿者结核病防治知识传播活动(简称“百千万活动”),其宗旨是最大程度地发动社会各界人士积极参与结核病防治知识的传播,形成国家级百名、省级千名、市(县)级万名的志愿者防治知识传播链,促进公众了解结核病防治知识、改善不良行为习惯、维护身体健康。随着百千万志愿宣传队伍不断壮大、影响力不断扩大,百千万志愿者已成为全国结核病公益宣传者的代名词,得到社会广泛接受和肯定。

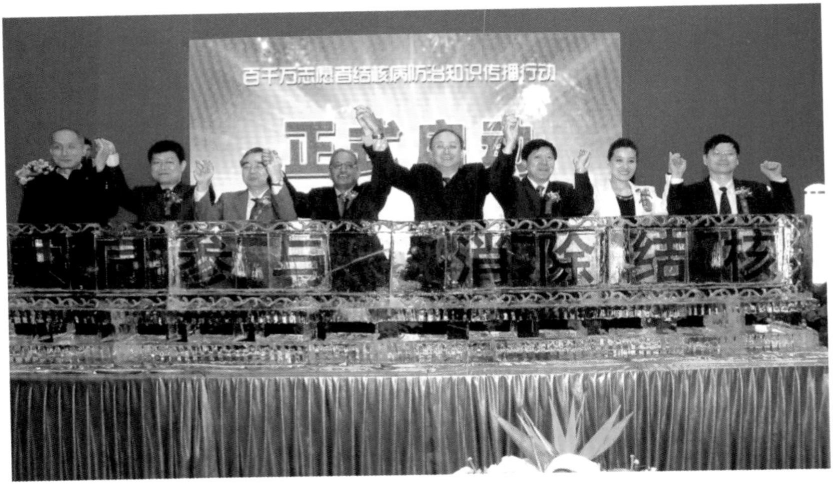

（二）全国百千万志愿者的发展

“百千万活动”开展10余年来，在全国发动的志愿者已超过100万人，这些志愿者活跃在省（自治区、直辖市）、市和县（区）各级，通过常年持续开展多种形式的宣传活动，为消除结核病的社会危害贡献着自己的力量，对我国结核病防治工作的开展产生了重要作用和较大影响。“百千万活动”已成为结核病防治的一项品牌，得到全国各级相关机构的高度重视和积极响应，同时也得到国际、国内组织和媒体的高度肯定与大力支持。

世界卫生组织结核病/艾滋病防治亲善大使、全国结核病防治宣传大使彭丽媛一直关心和支持结核病防控工作，多次参加主题宣传活动，为结核病防治发声出力。她在工地、社区、学校、医院等地方传播防治知识，与志愿者互动交流，身体力行鼓励全社会行动起来共同参与结核病防控，鼓励更多人加入公益宣传队伍，为结核病防治事业出力发光。

全国结核病防治宣传大使队伍不断扩大，濮存昕、蒋雯丽、康辉、悦悦、刘婧、马思纯、刚强、靳东、常远、马丽、白岩松、任鲁豫12位公众人物先后被聘为全国结核病防治宣传大使，积极参与国家和地方的主题宣传活动，以实际行动为结核病防治做出表率和贡献。

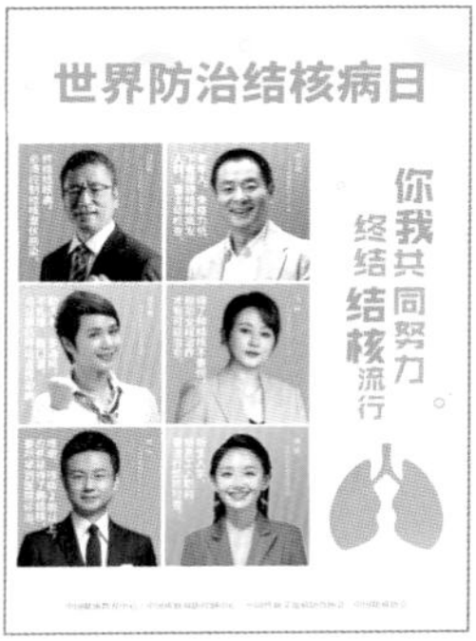

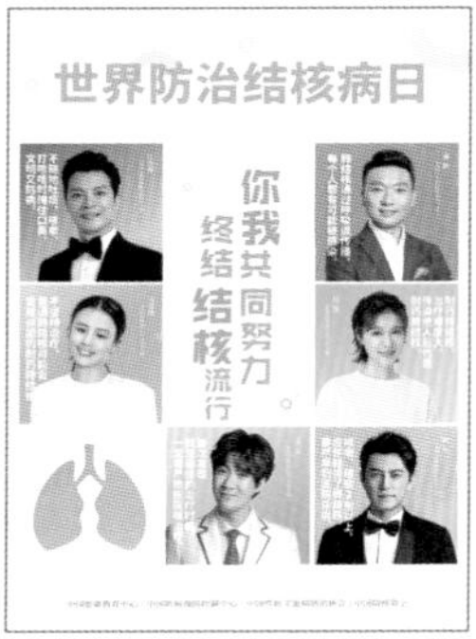

（三）百千万志愿者结核病防治知识传播活动提升行动

为广泛联合多部门，深入、规范开展百千万志愿者活动，2023 年 3 月，国家疾病预防控制局、民政部、国家卫生健康委员会、共青团中央联合启动“百千万志愿者结核病防治知识传播活动提升行动”（简称“提升行动”）（通知及方案见附录）。“提升行动”在技术上实现了志愿者注册和开展活动的网络信息化管理与质控。在民政部的支持下，中国志愿服务网开通了“百千万志愿者结核病防治知识传播活动”专区，并于 2023 年 3 月 24 日正式上线。

“提升行动”对志愿者活动提出了新的要求。

1. 目标

通过为志愿者搭建更多平台，给予更多支持，推进“百千万活动”规范化、常态化，与我国志愿服务相关政策和信息管理平台实现对接，形成国家级、省级、地（市）和县（区）级志愿者参与的结核病防治知识传播链，进一步提高全民结核病防治的意识和健康知识的全面普及。

2. 活动时间和范围

时间：2023 年 3 月—2025 年 3 月。

范围：在全国范围内以县（区）级组织为基础，在各级组织开展志愿者宣传活动。

3. 实施要求

（1）**制订工作计划：**地方各级卫生健康行政和疾控主管部门要会同

民政部门、共青团组织将"百千万活动"纳入本级结核病防治健康促进与健康教育、志愿者活动等工作规划计划，明确具体的工作目标、活动内容和形式、保障措施、效果评估等内容。

(2)**社会动员和广泛招募：**积极动员社区、学校、医疗机构、企事业单位、社会组织等参与"百千万活动"。国家、省、地(市)和县(区)级负责结核病防治的机构要指定专人负责志愿者的招募和管理，积极探索志愿者管理新模式，依托中国志愿服务网做好志愿者招募、志愿服务团队管理、志愿服务项目发布、志愿服务记录和证明出具等工作，不断提升志愿者管理的信息化、规范化水平。地方各级民政部门要指定专人负责协助本级结核病防治机构做好志愿者的规范化管理工作。

(3)**开展技术指导：**地方各级负责结核病防治的机构要牵头协调相关定点医疗机构和健康教育机构，对"百千万活动"志愿者定期开展必要的培训，并提供技术支持和指导。

(4)**活动形式：**由地方各级负责结核病防治的机构牵头，协同定点医疗机构和健康教育机构定期组织志愿者开展知识传播活动，例如世界防治结核病日主题宣传活动、义诊期间的志愿宣传、结合强身健体活动开展公益宣传、新生入学体检宣传、企事业机关单位入职宣传、大型赛事(活动)与公益宣传、义工宣传、结合"三下乡"开展宣传活动等。地方各级共青团组织要发动青年学生志愿者利用社团活动、假期和社会实践等机会深入校园、社区、企事业单位和行政机关开展宣传。

4. 总结评估

各省份和新疆生产建设兵团负责结核病防治的机构每年要牵头对本地区"百千万活动"的开展情况进行总结。内容包括志愿者队伍建立情况、志愿工作保障情况、志愿者活动开展情况、活动效果评价等。收集遴选有创新、有特色、有实效和感人的活动案例，按有关要求向国家有关部门推荐，并做好相关活动资料的存档工作。

5. 经费保障

地方各级卫生健康和疾控主管部门、共青团组织要将"百千万活动"经费纳入本地区传染病防治、志愿者活动工作中统筹考虑，积极予以支持。

管理篇

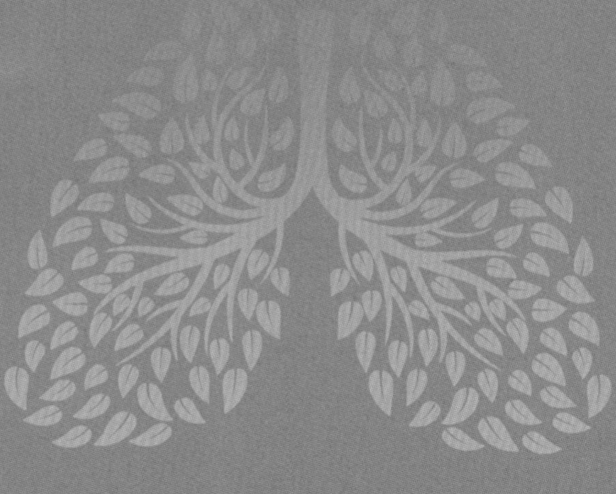

一、百千万志愿者的招募和组织管理

(一)百千万志愿者招募

志愿者招募是壮大志愿者队伍的基础,是志愿服务事业发展的重要保证。

1. 招募志愿者基本条件

(1)遵守中国法律法规,热心公益事业,自愿开展结核病防治知识传播公益活动的各界人士。

(2)弘扬“奉献、友爱、互助、进步”的志愿精神,具备相应民事行为能力,以及与其从事的志愿服务相适应的知识、技能和身体条件。

(3)能够对自己的认知和行为负责。

(4)能够正确阅读并正确理解结核病防治核心信息及知识要点和相关的健康知识。

2. 招募对象组成

志愿服务是非职业性、不计报酬性的公益行动,参加者可以是来自社会各阶层、各行业、各年龄段具有民事行为能力的群体或个人。

3. 志愿者注册

百千万志愿者注册与活动管理已纳入民政部中国志愿服务网的信息化管理体系,所有拟参加结核病志愿服务的人员,都须先登录中国志愿服务网,注册成为一名志愿者并通过实名认证。志愿者和志愿队伍注册流程如下。

(1)进入网站

第一步:通过浏览器在线搜索或通过网站域名(https://chinavolunteer.mca.gov.cn)在线访问中国志愿服务网。

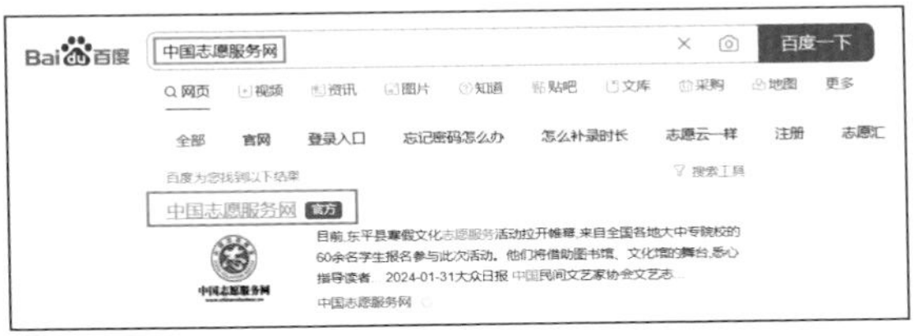

第二步：进入中国志愿服务网后，在首页可看到“百千万志愿者结核病防治知识传播活动”专区，直接点击进入。

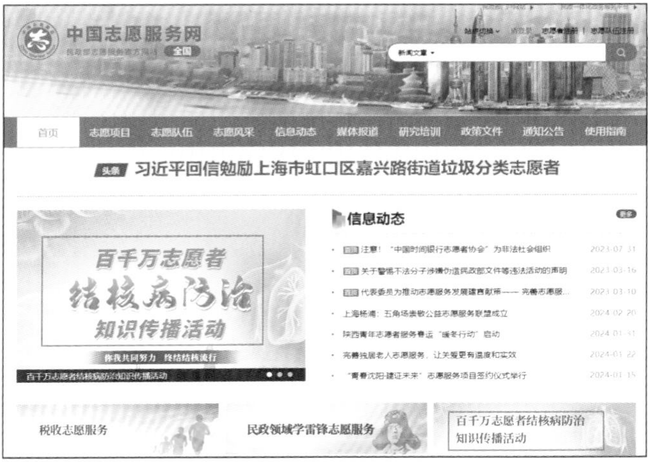

(2)志愿者注册

第一步：进入“百千万志愿者结核病防治知识传播活动”页面后，点击右上角“志愿者注册”按钮，进入志愿者注册信息填报页面。

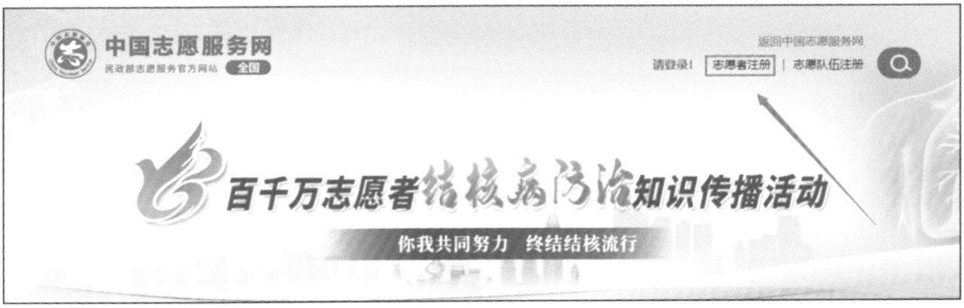

第二步：依次输入账号信息、身份信息(姓名、证件类型及证件号码)，查看“志愿者誓词”和“网站声明”后，点击“申请成为实名注册志愿者”按钮提交志愿者注册信息。

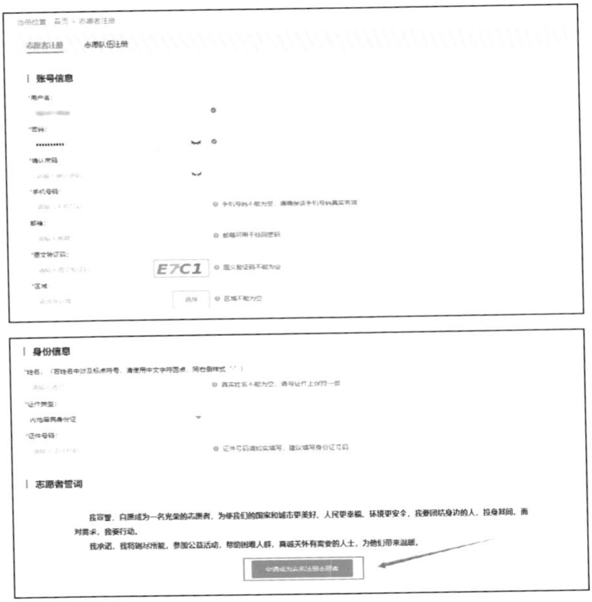

第三步：志愿者注册信息提交后，返回专题首页点击右上角“请登录！”按钮，选择“结核病防治志愿者登录”并使用用户名、密码登录系统，查看用户实名认证核验状态（系统于3天内反馈核验结果）。待实名认证核验通过后，即可正常登录系统并报名参加志愿服务项目 / 活动。

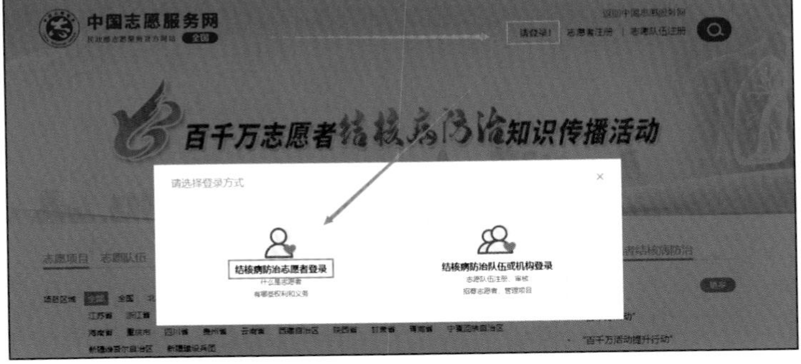

(3)志愿队伍注册

第一步:进入“百千万志愿者结核病防治知识传播活动”页面后,点击右上角“志愿队伍注册”按钮,进入志愿服务队伍注册信息填报页面。

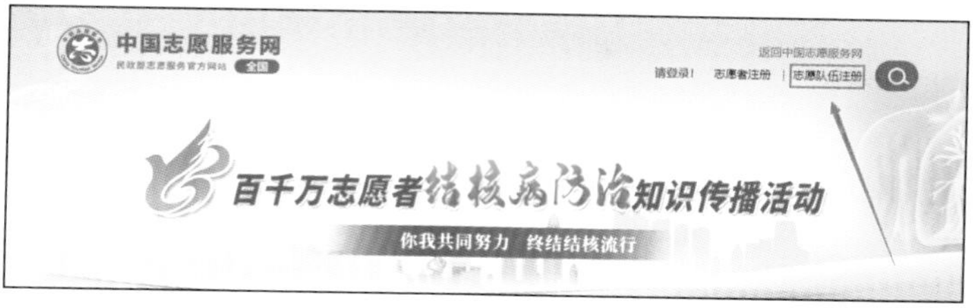

第二步:选择队伍类型,填写账户信息、基本信息、登记信息、联系人信息及负责人信息,并点击“提交注册”按钮提交志愿服务队伍注册信息。

1)**选择队伍类型:**查看志愿服务组织、其他开展志愿服务活动的法人组织、志愿服务团体 3 类志愿服务队伍介绍,选择待注册队伍类型并点击“点击注册”按钮。如果队伍类型选择志愿服务组织、其他开展志愿服务活动的法人组织,需要准备电子版统一社会信用代码证;如果队伍类型选择志愿服务团体,需要点击网页底部的“志愿服务团体类型注册文件:注册申请表扫描件”下载。

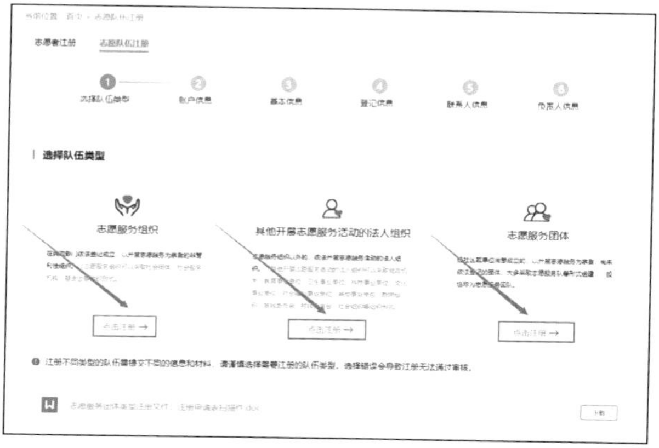

2）**填写账户信息：**填写用户名、密码并点击“下一步”。

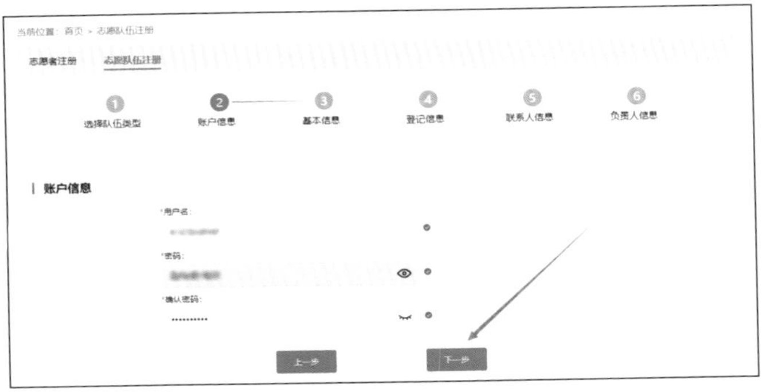

3）**填写基本信息：**填写队伍名称、详细地址、区域等带红色星号的信息，在服务类别里选“卫生健康”，所属专题点选“结核病防治专题”，完成后点击“下一步”。

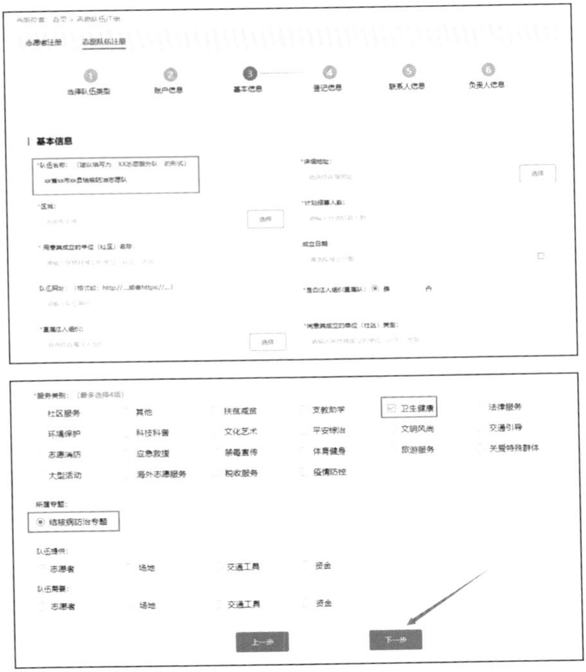

4）**填写登记信息**：上传电子版统一社会信用代码证（志愿服务组织、其他开展志愿服务活动的法人组织）或“志愿服务团体账号申请表”的扫描件（志愿服务团体），点击“下一步”。

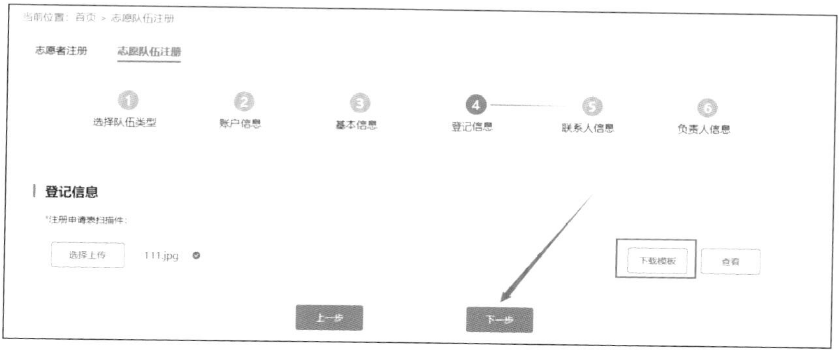

5）**填写联系人信息**：输入队伍联系人姓名、联系人手机、电子邮箱等信息，并点击“下一步”。

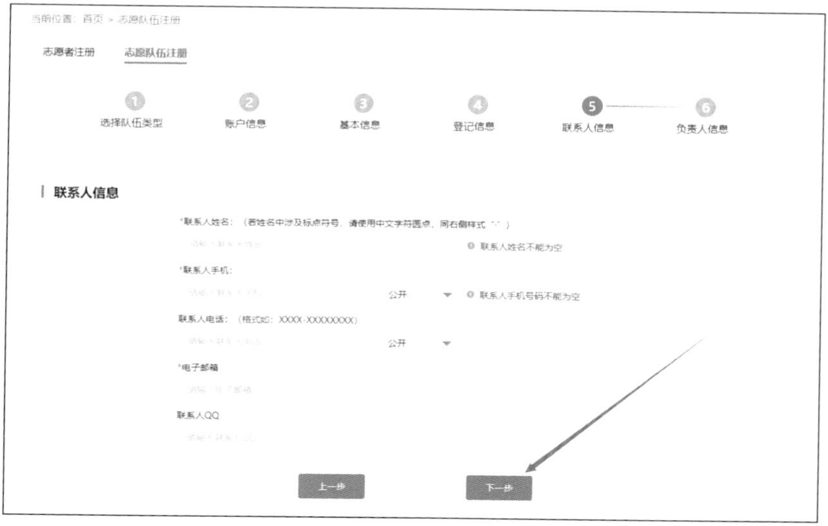

6) **填写负责人信息：**输入队伍负责人姓名、证件号码、手机号码，并点击“提交注册”按钮。

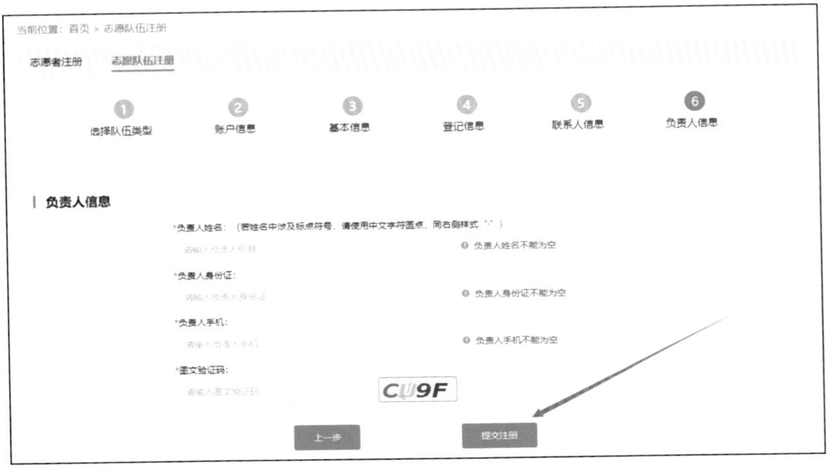

（二）百千万志愿者组织管理

志愿者组织管理是完善和规范志愿服务队伍、开展高质量志愿服务、全面推进志愿服务事业发展的基础。百千万志愿服务实施属地管理，国家及地方各级对志愿者和志愿团体组织采取自上而下的分级管理。

1. 各级管理职责

(1) **国家级：**国家疾病预防控制局传染病防控司会同民政部慈善事业促进和社会工作司、共青团中央青年志愿者行动指导中心，共同负责活动的组织领导和行政指导。

中国疾病预防控制中心会同中国健康教育中心等机构负责“百千万活动”的统筹规划，制定工作方案，发布和组织实施国家层面志愿活动，开展培训和技术指导、考核评估、经验交流和推广等工作。中国健康教育中心负责活动相关宣传教育材料的编印、发放等工作。

(2) **省（自治区、直辖市）级：**省（自治区、直辖市）级卫生健康行政部门、民政部门、共青团组织负责本省（自治区、直辖市）志愿者活动的组织领导和指导工作。

省（自治区、直辖市）级结核病防治机构负责本省（自治区、直辖市）“百千万活动”的统筹计划，实施方案制定，活动发布和组织实施省（自治区、直辖市）级层面志愿服务项目，开展培训和技术指导、考核评估、经验交流和推广等工作，指导地（市）级志愿服务工作的落实执行。

（3）地（市）级：地（市）级卫生健康行政部门、民政部门、共青团组织负责本级志愿者活动的组织领导和指导工作。

地（市）级结核病防治机构负责本级“百千万活动”的工作计划、实施细则制定，活动发布和组织实施地（市）级层面志愿服务项目，同时为县（区）级机构开展培训和技术指导、考核评估等工作，指导县（区）级志愿服务工作的落实执行。

（4）县（区）级：县（区）级卫生健康行政部门、民政部门、共青团组织负责本级志愿者活动的组织领导和指导工作。

县（区）级结核病防治机构负责指导本级“百千万活动”的落实实施。

2. 志愿服务项目发布

国家级、省（自治区、直辖市）级和地（市）级具有志愿服务项目的发布权限，具体流程如下。

第一步：进入中国志愿服务网后，点击右上角的“请登录！”按钮，选择“结核病防治队伍或机构登录”并输入用户名、密码，登录系统。

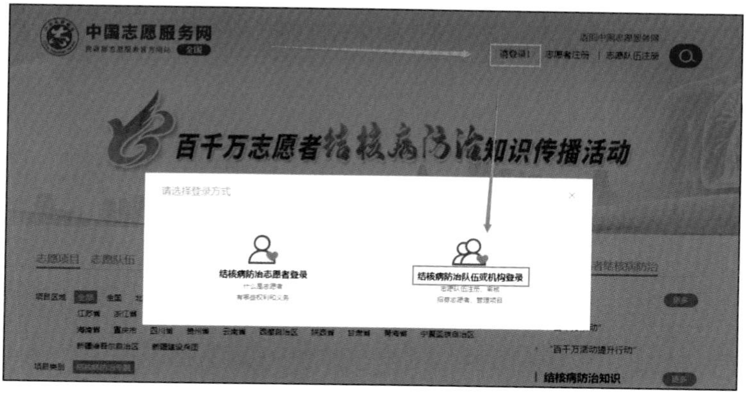

第二步：进入系统工作门户，依次点击左侧菜单“项目管理”下的“未发布”，并选择右侧“新建项目”，进入项目信息填写页面。

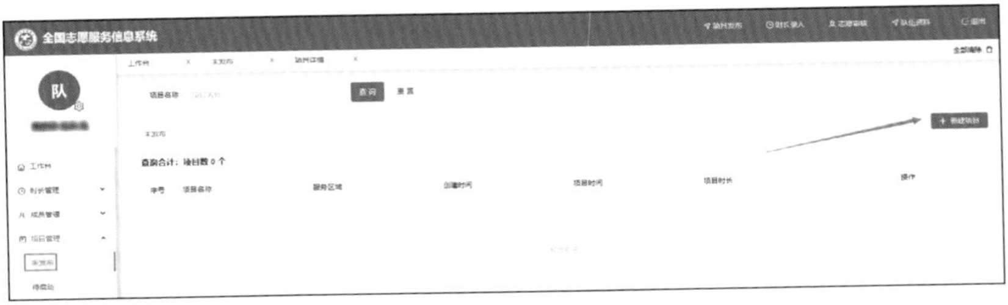

第三步：依次输入项目名称、项目时间，选择招募范围、服务类别、服务对象等信息，点击“创建”按钮创建项目。其中，服务类别须选择“卫生健康”下的“结核病防治专题”，招募范围可根据项目需求进行选择，项目时间和招募时间的开始日期、结束日期根据每项活动具体情况设定。此外，建议设置的项目名称包含“结核”字样，以便项目查询和各级管理。

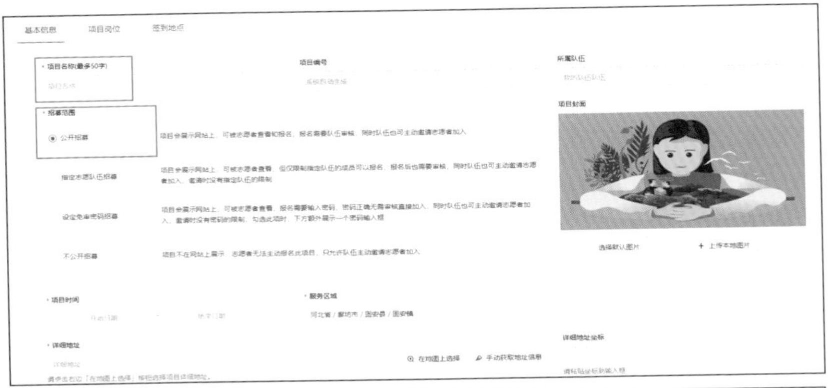

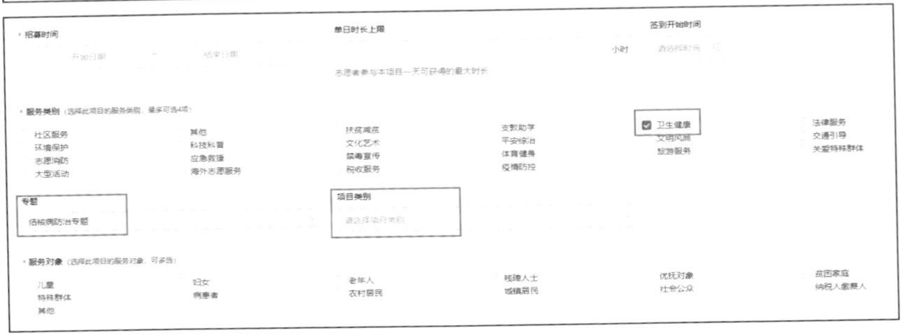

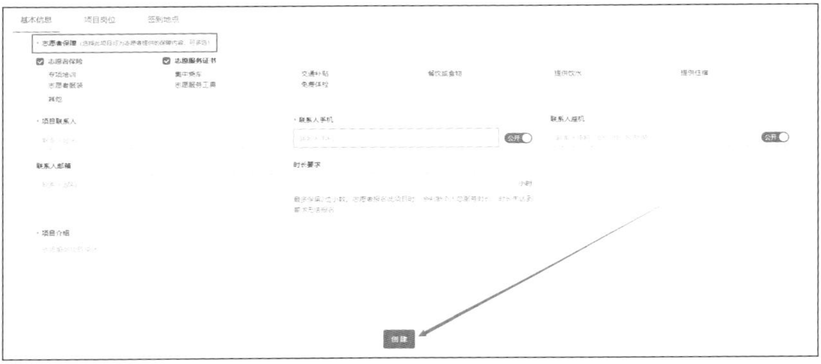

第四步:项目创建成功后,点击“编辑项目”按钮进入项目岗位和签到地点页面。

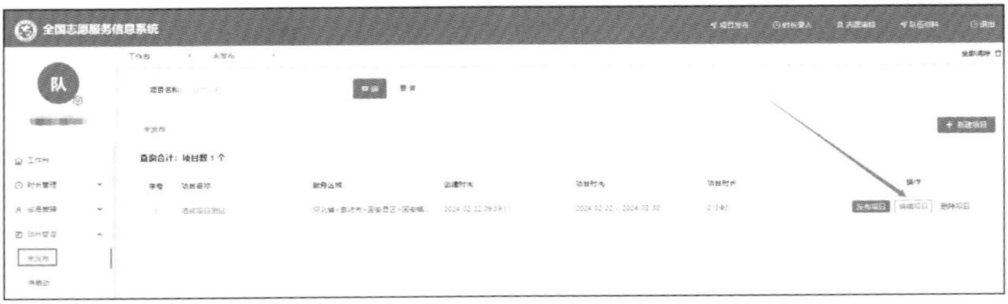

第五步:在项目岗位页面点击“新建岗位”按钮,输入岗位信息即可新建岗位。如果项目中只有一个岗位就只新建一个岗位,如果有多个岗位可以新建多个岗位。

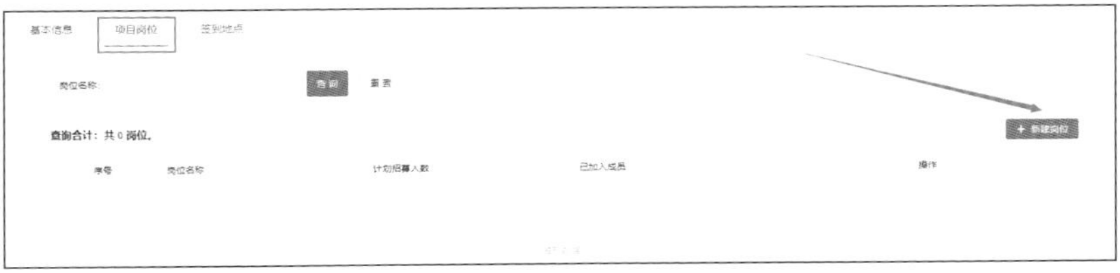

第六步：在签到地点页面点击“新增打卡地点”按钮即可新增打卡点。打卡点设置为项目活动所在地址，然后设置打卡范围为本区域。

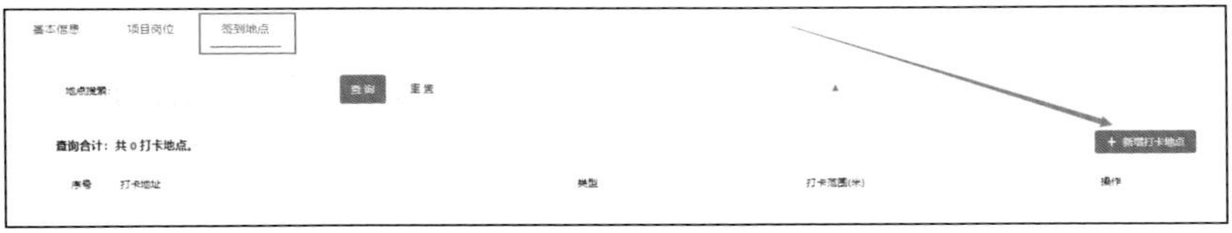

第七步：点击“项目发布”按钮，将项目发布到网站，供志愿者、志愿者队伍参看并报名参加。

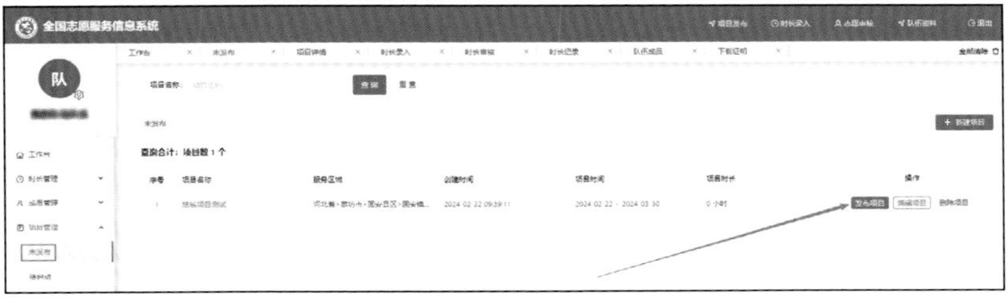

3. 活动时长记录

志愿者在线下参与志愿服务项目活动后，可在中国志愿服务网获得相应的志愿服务时长。记录时长有以下 3 种方式。

（1）**项目负责人手动录入时长：**项目负责人登录系统，点击“时长管理”下的“时长录入”进入所选择项目时长录入的页面，可对参与项目的人员进行时长录入，可选择参加的志愿者进行录入，也可进行批量导入。

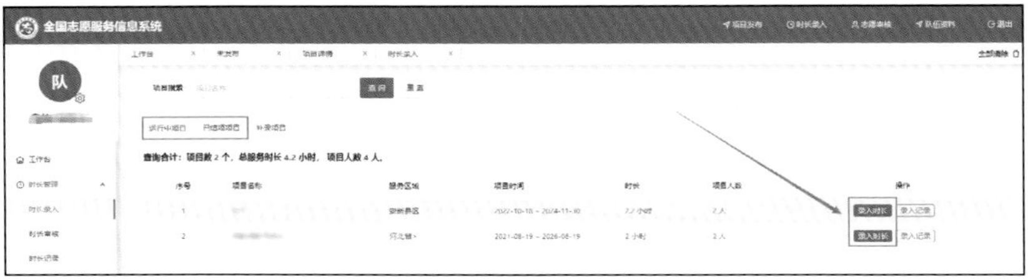

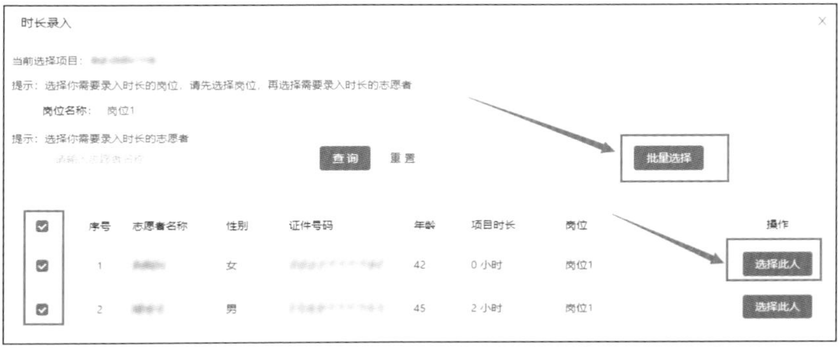

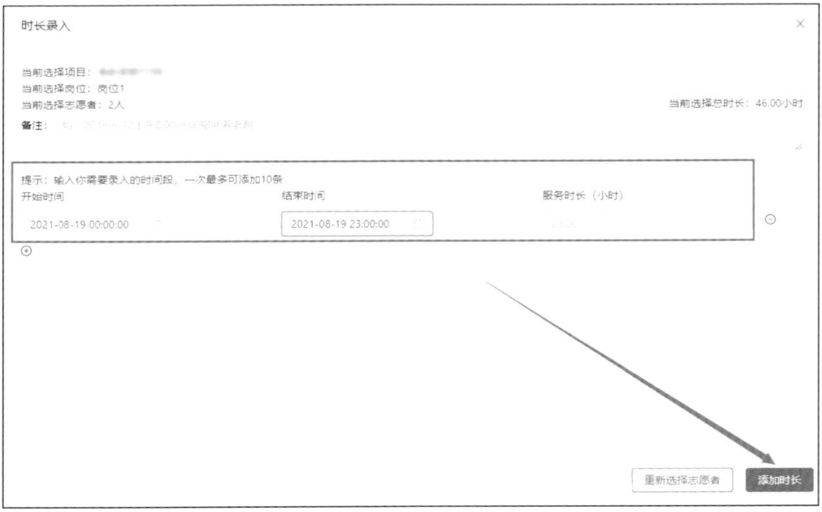

(2) **志愿者申请项目时长，项目负责人审核：**志愿者申请时长后，项目负责人点击“时长管理”下的“时长审核”，进入时长审核页面，点击“详情”按钮查看具体志愿者申请时长信息，可以在审核页面下单个或批量进行审核，点击后提示成功，若点击“同意”按钮则此志愿者拥有其申请的时长，点击“拒绝”按钮则该志愿者没有获得其申请的时长且有时长被拒绝的记录。

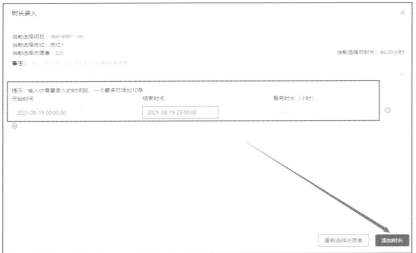

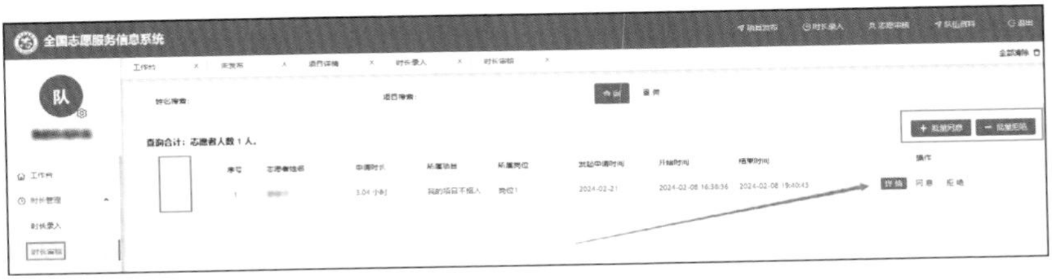

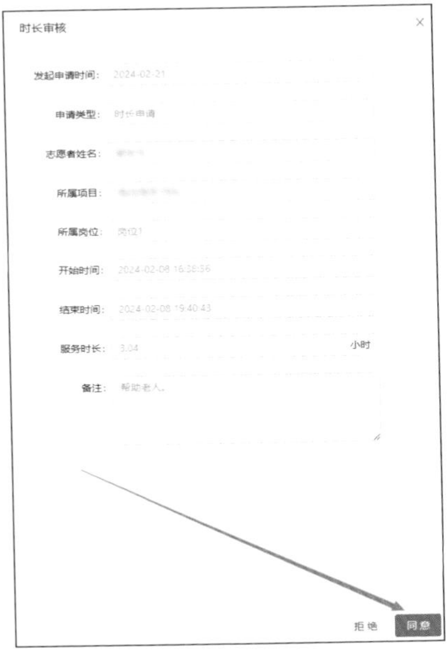

(3)**志愿者通过中国志愿APP签到和签退后系统自动记录服务时长：**项目负责人可登录系统，点击“时长管理”下的“时长记录”查看签到录入时长的记录明细，如有问题可以删除。

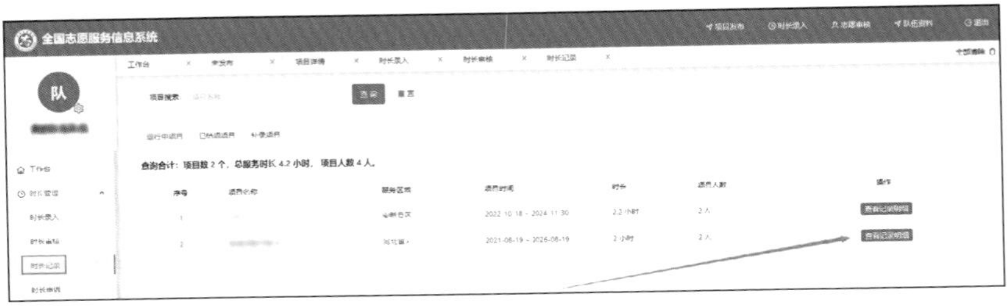

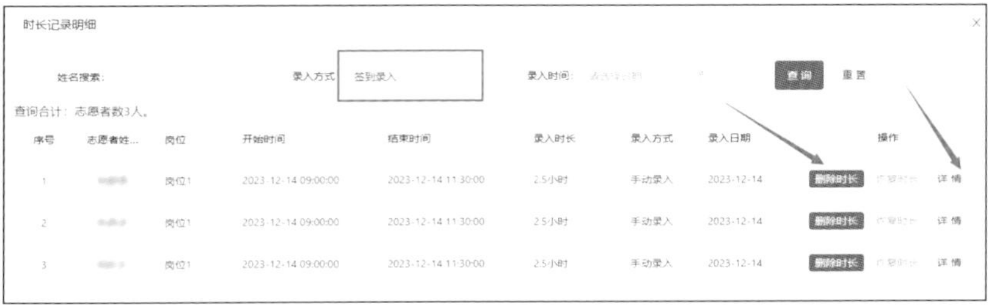

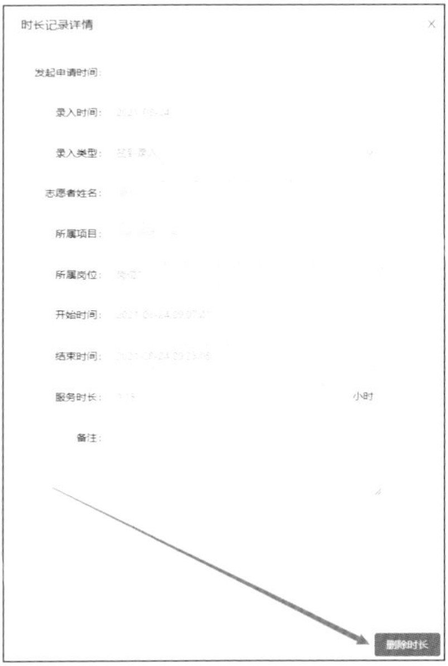

4. 活动证明出具

根据《志愿服务条例》的规定，志愿者需要志愿服务记录证明的，志愿服务组织应当依据志愿服务记录无偿、如实出具。志愿服务队伍登录系统，进入队伍成员列表，点击“下载证明”按钮，即可生成志愿服务记录证明，打印并加盖单位公章。

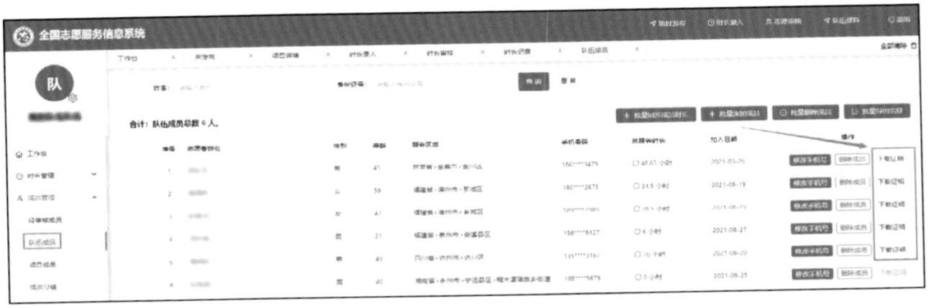

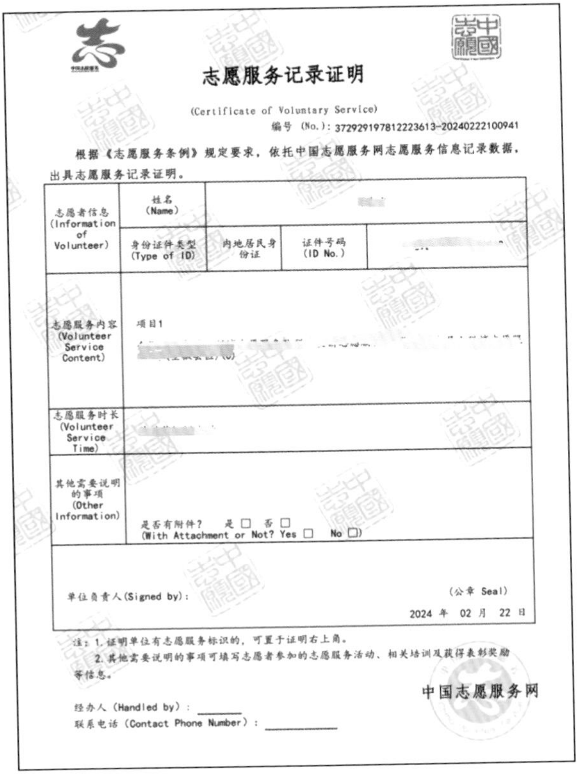

志愿服务记录证明

(Certificate of Voluntary Service)

编号 (No.)：37292919781222 3613-20240222100941

根据《志愿服务条例》规定要求，依托中国志愿服务网志愿服务信息记录数据，出具志愿服务记录证明。

志愿者信息 (Information of Volunteer)	姓名 (Name)			
	身份证件类型 (Type of ID)	内地居民身份证	证件号码 (ID No.)	
志愿服务内容 (Volunteer Service Content)	项目1			
志愿服务时长 (Volunteer Service Time)				
其他需要说明的事项 (Other Information)	是否有附件？ 是 ☐ 否 ☐ (With Attachment or Not? Yes ☐ No ☐)			
单位负责人(Signed by)： (公章 Seal) 2024 年 02 月 22 日				

注：1. 证明单位有志愿服务标识的，可置于证明右上角。

2. 其他需要说明的事项可填写志愿者参加的志愿服务活动、相关培训及获得表彰奖励等信息。

中国志愿服务网

经办人 (Handled by)：______

联系电话 (Contact Phone Number)：______

二、百千万志愿者培训

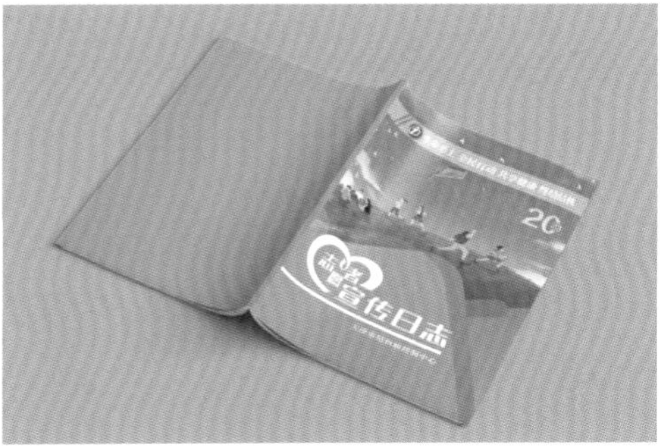

百千万志愿者来自不同的领域，有着不一样的社会和专业背景，对于结核病知识了解的基础和基本素质也不尽相同，所以对于志愿者的培训工作就显得格外重要。志愿者的组织管理机构应为其提供多种形式、内容全面的专业培训，并开展必要的评估活动以不断提升培训效果。

（一）培训内容

1. 志愿者和志愿服务概述

介绍志愿者的概念、职责、需具备的基本素养和能力等，目的是使志愿者对志愿服务有清楚的认知，确保志愿者能够坚持开展志愿服务活动。

2. "百千万活动"背景及管理

介绍"百千万活动"发起的背景、发展情况、工作方案、招募方法、活动管理等，目的是使志愿加入者全面了解该活动，为后续开展志愿服务提供明确思路。

3. 结核病防治知识

详细介绍结核病的基础知识，以及针对不同人群的防治核心信息。此部分内容为志愿者需掌握的核心内容，要求志愿者熟悉并在宣传活动中熟练和灵活应用。

4. 健康传播方法和技巧

重点介绍健康教育活动的策划组织方法、面对面沟通技巧、宣传活动设计和宣传材料制作中需要注意的问题等，从技术层面指导志愿者开展有效的健康传播，强调通过多种途径、运用多种形式把相关知识传递给受众。

5. "百千万活动"经典案例

精选全国各省（自治区、直辖市）志愿服务活动优秀案例，重点介绍这些案例的背景和具体做法，从而为志愿者开展活动提供参考。

6. 活动材料的获取渠道

准确告知志愿者可获取宣传材料的种类及渠道，要求志愿者能根据受众特点及宣传条件选择适宜的材料，实施精准的健康宣传。

开展志愿者培训时，具体内容可根据安排时长、场地条件、志愿者特点等进行选择。对于长期参加活动的志愿者，可以组织系列专题培训，每次针对某个或某些主题进行专项提升。对志愿者进行培训前一定要先进行需求评估，结合志愿者的职业特点、生活或工作经历分类开展培训，切忌盲目一刀切的培训，以免影响培训效果。

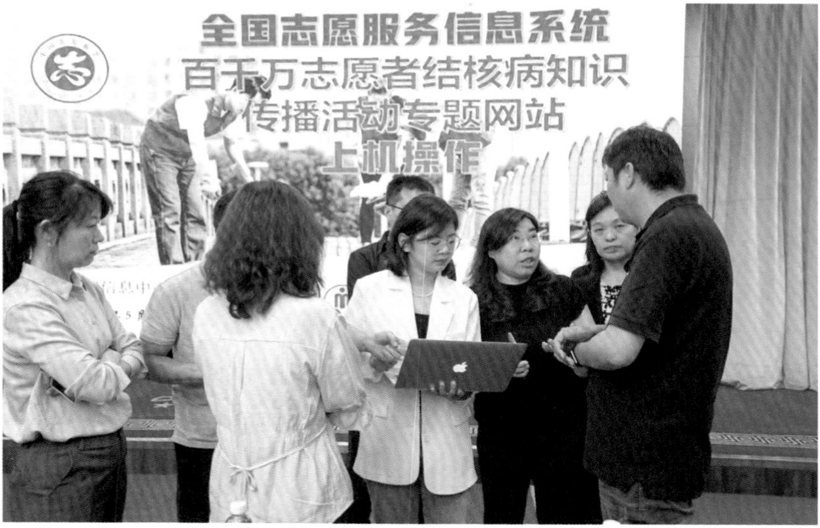

（二）培训形式

1. 现场培训

这是开展志愿者培训常用的方式，尤其适用于新加入的志愿者全面了解相关知识、掌握传播技能等。现场培训每次人数不宜过多，一般在 30 人以内。新加入的志愿者经过培训后才能开展志愿服务活动，建议对已加入的志愿者每 1 ~ 2 年进行一次相关知识及技能的更新培训。现场培训通常包括讲座、分组讨论、案例分析、角色扮演以及其他根据培训内容而设计的游戏和练习等。

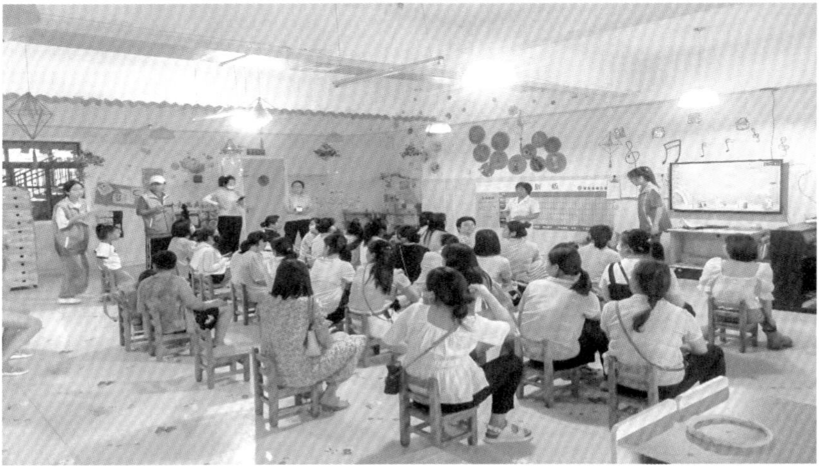

2. 线上培训

志愿者和团队往往由不同区域、不同机构的人员组成，为方便开展培训交流，可由志愿者组织管理机构建立互联互通的线上培训平台，定期组织开展培训和咨询活动，也可将线上培训与观看录制课件等形式相结合，保证志愿者及团队可随时进行知识与技能的学习。

3. 自主培训

由志愿者组织管理机构提供书籍、课件等学习资料供志愿者自学，也可通过创建网站或微信公众号等学习平台，在平台上发布学习材料，让志愿者突破时间和空间的限制，有选择地随时学习。

4. 志愿者强化培训

志愿者组织管理机构根据所管理的志愿者及团队发展的需要为其进行理论与实践的强化培训，也可采取到专业机构研学的方式，通过让志愿者直接参与专业机构的相关工作提高其专业认识和宣传技能，必要时还可邀请志愿者骨干和团队负责人参加上级组织的科普宣传活动，使其身临其境感受活动氛围和学习技术技巧。

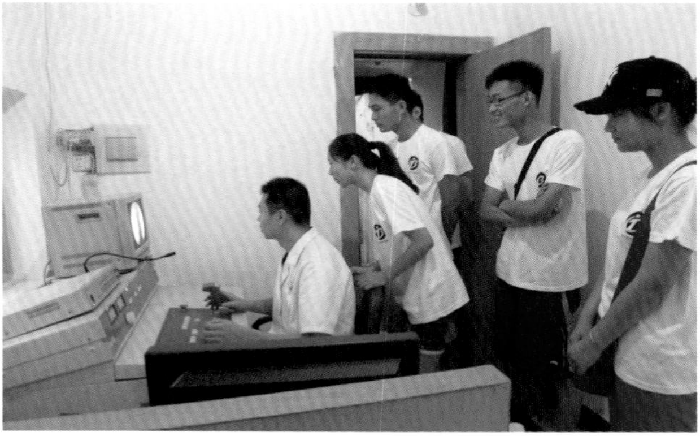

5. 技术支持

志愿者组织管理机构可根据志愿者或志愿服务团队发展需要为其开展包括直接授课、师资培训等形式的技术支持。

(三)培训方法

根据不同的培训对象和内容，志愿者培训方法主要包括讲座及各种参与式培训，如头脑风暴、角色扮演、小组讨论、案例研讨、游戏化培训等。以传授知识为目的的培训多采取讲座形式，以传授技能为目的的培训多采取参与式培训形式。应积极为学员创造现场练习及实习机会，并对学员实操表现进行针对性的指导，以使培训取得更佳效果。本手册选取了几种对志愿者开展结核病防治知识培训的方法，下面进行一一介绍。

1. 讲座

培训者运用讲授配合课件展示的形式，系统地向学员传授知识或技能，可采取线上、线下或线上线下相结合的形式进行，适用于在较短时间内集中、系统地传递较大信息量的学习场景。

（1）**要求：**明确讲座目的和学员的基本条件，确定讲授内容；分析讲授内容并列出讲授提纲，合理分配各部分讲授时间；讲授过程中可适当使用课件、模型、教具、音视频等教学辅助工具；讲授结束前对所讲内容进行简单小结，提炼需要掌握的核心信息。

（2）**优缺点：**优点在于容易组织，有利于培训活动有目的、有计划地进行；适用面广，可根据团队规模组织不同规格的讲座；能在有限的时间内传递大量、系统的知识。缺点在于听众较多时，培训者难以了解学员对讲授内容的反应，无法与学员进行良好的沟通；培训效果对培训者个人的依赖较大，不利于学员主动学习。

（3）**注意事项：**培训内容要重点突出、条理清晰，语言简明扼要，在保证科学性的前提下力求趣味生动；合理运用板书及多媒体、挂图、模型等辅助工具；培训时间不宜过长，一般 30 ~ 60 分钟为佳；培训过程注意启发与互动，结束后鼓励学员提问，形成双向互动，提升培训效果。

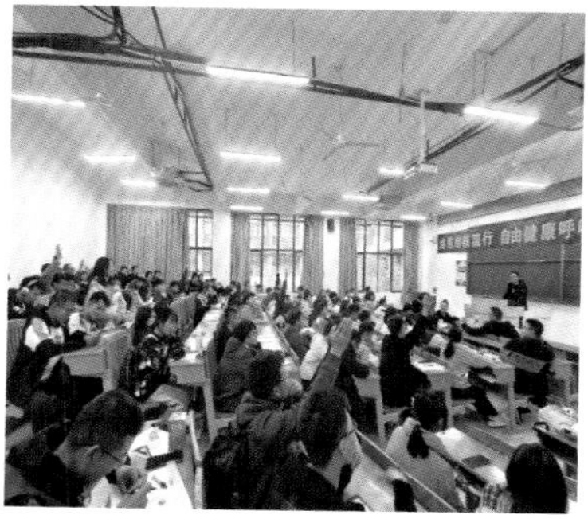

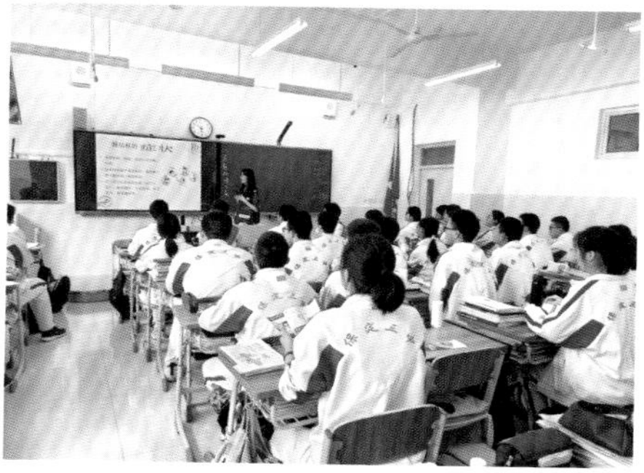

2. 头脑风暴

培训者提出议题，鼓励学员进入讨论，立即把头脑中有关这个议题的联想表达出来，可激发学员的创造性思维，在短时间内了解学员对问题的认识和看法，快速收集有关信息。

(1) **要求**：选定议题并准备记录工具；培训者提出议题，如“如何在某社区开展一次针对老年人的结核病防治知识宣传活动？”学员根据议题说出建议，培训者或助手将每个建议做好记录；培训者及学员共同对建议进行整理归类；培训者进行总结。

(2) **优缺点**：优点在于集中集体智慧，帮助快速解决某些实际问题，提高培训效率；培训中学员参与性强，有利于加深学员对问题的理解。缺点在于对培训者的要求高，如果不善于引导讨论，可能使讨论漫无边际；培训者主要扮演引导角色，培训的议题能否得到解决有时也受学员能力水平的限制；培训主题的挑选难度大，不是所有的主题都适合以头脑风暴形式讨论。

(3) **注意事项**：一般以 8 ～ 12 人一组，时间在 1 小时左右为宜，讨论人数太少不利于交流信息、启发思维，而人数太多则不容易收集信息，而且每个人发言的机会相对减少，也会影响现场气氛；讨论议题的选择要围绕培训内容，合乎学员的知识背景及相关活动经验，适合学员打开思路进行自由联想；培训者在此过程中不发表意见及评论，但应在头脑风暴结束后进行归纳和总结。

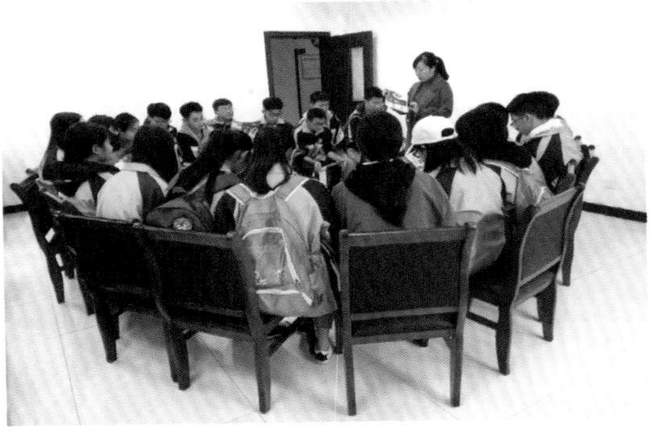

3. 角色扮演

根据培训内容，在培训者指导下，学员用表演的方式将生活或工作中可能遇到的、有代表性的场景表现出来。角色扮演可让学员置身其中、亲临感受，提高对所学内容的理解和掌握程度。角色扮演适用于志愿宣传活动的现场模拟及宣传技能演练。

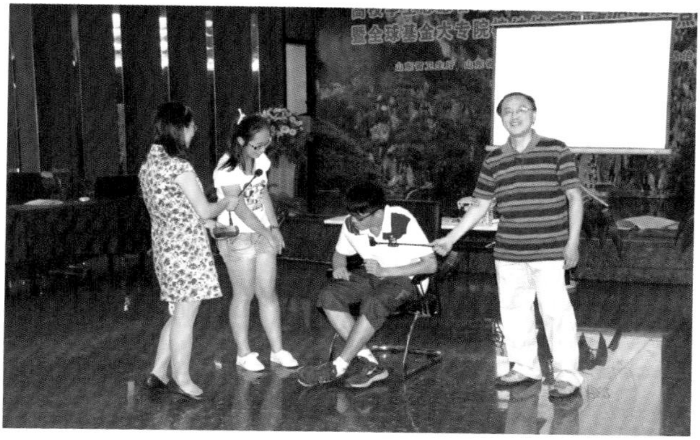

（1）**要求**：培训者介绍角色扮演的方法，带领大家编写表演脚本，设计事件的人物、时间、地点，明确角色分配；实际表演展示；角色扮演者分别讲述感受、收获及在表演中发现不足的改进办法，观看学员对展示存在的问题进行分析与讨论；培训者提出需要学员正确树立的态度和掌握的知识技能等。

（2）**优缺点**：优点在于学员参与性强、互动交流充分，可以提高学员培训的积极性；特定的模拟环境和主题有利于增强培训效果；角色扮演过程中学员可以互相学习、及时认识自身存在的问题并改正，促进能力得到提高；除了提高学员业务能力，还可增强其反应能力和心理素质；具有高度的灵活性，可以根据培训需要改变受训者角色，调整培训内容；对培训时间没有特定限制，根据培训要求决定时间长短。缺点在于情景设计要求较高，情景可能会过于简单或复杂，使受训者得不到真正的角色锻炼和能力提高；实际活动环境复杂多变，而模拟环境静态不变；有时学员由于自身原因参与意识不强，角色表现漫不经心，影响培训效果。

(3)**注意事项**：脚本要精练可操作，语言通俗易懂；表演内容应紧扣培训所需掌握的知识、态度和技能；培训者要强调在表演展示过程中学习有关知识、态度和技能；培训者既要激发学员的积极性，又要保证角色扮演过程可控，以随时纠正可能出现的状况或问题。

4. 小组讨论

将学员分组，小组对某一议题或几个议题进行深入讨论和交流，充分发表意见。各小组可对同一议题进行讨论，也可分别讨论不同的议题。小组讨论的方式有助于加深学员对知识的理解，以及问题的解决。

(1)**要求**：通过随机分组或预先安排等方式对学员进行分组，每组4 ~ 5人为宜；培训者围绕培训内容预先选择一个或多个讨论议题，并对议题进行适当的解释，明确讨论时间；各小组推选组长及记录员；开展小组讨论与分组汇报；汇报结束后培训者进行总结及归纳，明确所讨论问题的答案，澄清不正确或模糊的认识，达到培训目的。

(2)**优缺点**：优点在于学员参与性较强，学员各抒己见，帮助加深对问题的全面理解和认识，分组讨论还可帮助学员全方位、多角度地思考、解决实际问题。缺点在于讨论容易离题，对培训者要求较高，培训者要有足够的控场能力。

(3)**注意事项**：小组讨论的方式对培训者的要求较高；讨论议题的选择要严格围绕培训内容；培训者要适当协调掌控现场讨论的局面，避免出现不发言或发言过多的现象，合理把控讨论时间，及时进行总结。

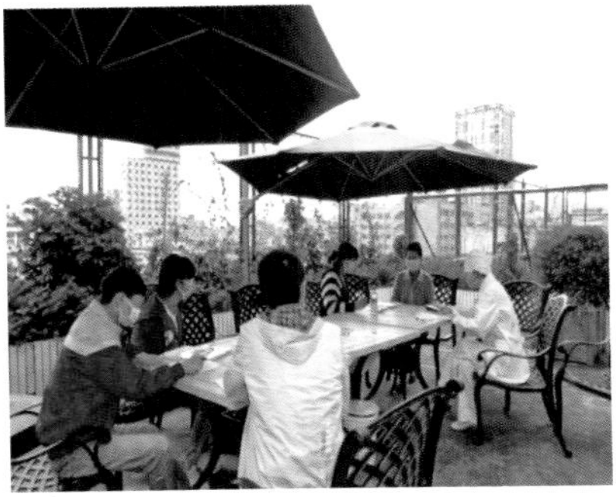

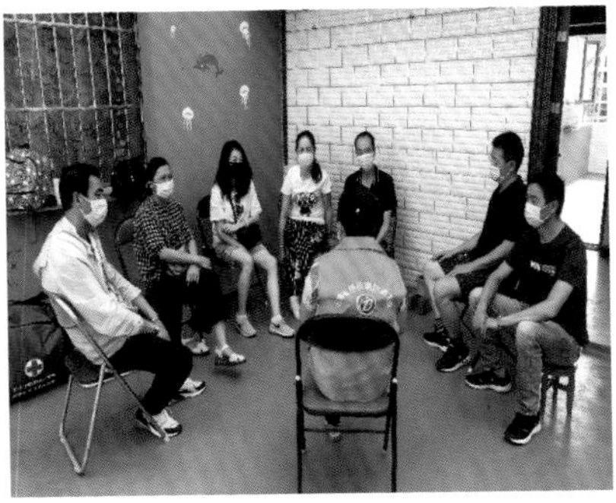

(四)培训评估

培训评估是衡量培训效果必不可少的环节,包括培训前评估、培训过程评估、培训效果评估等,对培训全过程的评估能够帮助及时调整培训计划,改进培训方法,提升培训效果。

1. 培训前评估

培训前评估主要是针对本次学员的需求进行评估。由培训组织方在培训前对参加此次培训的志愿者或团队的学历水平、专业背景、期望了解和掌握的内容及技能等进行整体评估,通常采用问卷调查的方法进行信息收集及分析。

案例

培训需求调查问卷

亲爱的学员:

为更好地通过培训帮助您开展结核病防治相关的志愿活动,现进行针对本次培训需求的问卷调查,请您予以支持并留下宝贵意见。

第一部分　基本信息

姓名:________　　志愿服务年限:________年

现从事行业:________　　专业领域:________

您每月可参加志愿服务的天数:________天

您是否愿意参加本次培训:

☐ 非常愿意参加

☐ 愿意参加

☐ 一般

☐ 不愿意参加

☐ 非常不愿意参加

您最近 2 年参加过的培训有哪些？自我感觉效果如何？请列举。

培训时间	培训内容	培训方式（讲座、头脑风暴、角色扮演、小组讨论、其他请具体描述）	培训效果自我评估（收获很大、收获一般、没有收获）

第二部分　培训的组织和安排

1. 您认为比较有效的培训方法是什么？请选出您认为最有效的 3 种：

☐ 现场讲座　☐ 小组讨论　☐ 角色扮演　☐ 远程培训

☐ 头脑风暴　☐ 自主学习　☐ 专业机构研学　☐ 其他：

2. 在安排培训时，您倾向于选择哪种类型的老师？（可多选）

☐ 知名专家，理论功底深厚

☐ 职业培训师，有丰富的授课技巧和经验

☐ 优秀志愿者代表，有丰富的实践经验

3. 以下授课风格及特点，您比较感兴趣的是哪几点？（可多选）

☐ 理论性强，具有系统性及条理性

☐ 实战性强，有丰富的案例辅助
☐ 知识渊博，引经据典，娓娓道来
☐ 授课形式多样，互动参与性强
☐ 语言风趣幽默，气氛活跃
☐ 激情澎湃，有感染力和号召力
☐ 其他：

4. 对于一次培训来讲，多长时间您比较能接受？（可多选）
☐ 1 ～ 2 小时　☐ 2 ～ 3 小时　☐ 半天　☐ 1 天　☐ 2 天
☐ 2 天以上　☐ 无所谓，看课程需要来定

5. 您认为培训安排在什么时候比较合适？（可多选）
☐ 上班期间　☐ 上学期间　☐ 工作日下班后
☐ 课余时间　☐ 周末 1 天　☐ 双休日 2 天
☐ 无所谓，看课程需要来定　☐ 其他：

第三部分　培训需求信息

1. 您个人的培训需求重点在以下哪些方面？（可多选）
☐ 结核病防治基础知识　☐ 人际关系及沟通技能
☐ 志愿者团队管理　☐ 宣传活动计划及实施
☐ 宣传材料的制作　☐ 演讲技巧
☐ 课件制作方法　☐ 其他：

2. 您在志愿活动开展过程中遇到过哪些问题和困难？请举例说明。

3. 您希望提升哪些方面的能力？

4. 您希望接受哪些方面的培训?(请列举3项最紧迫的培训需求)

(1)

(2)

(3)

感谢您的支持!

2. 培训过程评估

主要包括对培训组织准备、后勤保障、教学内容、培训师资、材料使用等情况进行的评估,目的在于对培训工作的组织实施进行质量控制,可采用满意度调查问卷等方式进行,一般在培训活动接近尾声时开展,可及时获得学员的反馈。

案例

培训满意度调查问卷

亲爱的学员:

为更好地了解您对本次培训的满意度,帮助我们更有效地开展培训相关活动,现进行问卷调查,请您予以支持并留下宝贵意见。

1. 培训内容是否能够帮助您解决实际问题?

□ 是　　□ 基本是　　□ 否

2. 本次培训的基本内容您之前了解吗?

□ 了解　　□ 部分了解　　□ 不了解

3. 通过本次培训您的收获大吗?

□ 较大 □ 一般 □ 不大

4. 您对授课教师的讲授内容满意吗?

□ 非常满意 □ 满意 □ 一般

□ 不满意 □ 非常不满意

5. 您对本次培训的教学计划安排满意吗?

□ 非常满意 □ 满意 □ 一般

□ 不满意 □ 非常不满意

6. 您对本次培训使用的材料、课件满意吗?

□ 非常满意 □ 满意 □ 一般

□ 不满意 □ 非常不满意

7. 您对培训班会务工作满意吗?

□ 非常满意 □ 满意 □ 一般

□ 不满意 □ 非常不满意

8. 通过本次培训,您最大的收获是(可多选):

□ 提高结核病防治的理论水平

□ 掌握人际沟通技巧

□ 提高健康知识传播等实际操作技能

□ 提升团队管理能力

□ 开阔思路

□ 其他:

9. 其他意见或建议(请列举):

感谢您的支持!

3. 培训效果评估

培训效果评估包括即时效果评估和远期效果评估。即时效果评估主要评估学员在接受培训后相关知识、态度、技能的提升情况，可通过理论考试、技能考核等方式进行。远期效果评估主要评估学员在实际工作中运用知识和技能的情况，可通过实地考察、工作考核、问卷调查等方式进行。

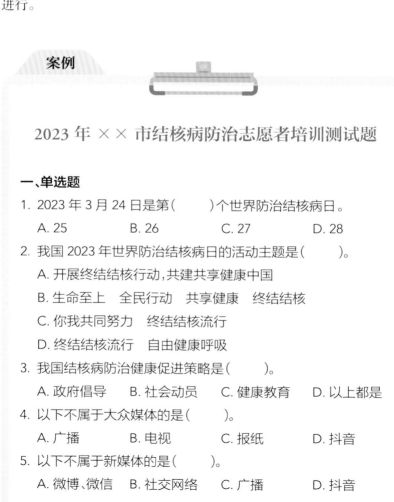

案例

2023 年 ×× 市结核病防治志愿者培训测试题

一、单选题

1. 2023 年 3 月 24 日是第（　　）个世界防治结核病日。

A. 25　　B. 26　　C. 27　　D. 28

2. 我国 2023 年世界防治结核病日的活动主题是（　　）。

A. 开展终结结核行动，共建共享健康中国

B. 生命至上　全民行动　共享健康　终结结核

C. 你我共同努力　终结结核流行

D. 终结结核流行　自由健康呼吸

3. 我国结核病防治健康促进策略是（　　）。

A. 政府倡导　　B. 社会动员　　C. 健康教育　　D. 以上都是

4. 以下不属于大众媒体的是（　　）。

A. 广播　　B. 电视　　C. 报纸　　D. 抖音

5. 以下不属于新媒体的是（　　）。

A. 微博、微信　　B. 社交网络　　C. 广播　　D. 抖音

6. 以下不属于户外媒体的是（　　）。
   A. 露天宣传栏　B. 楼宇广告牌　C. 车体广告　　D. 杂志
7. 2023 年肺结核在我国法定报告甲乙类传染病中发病和死亡数均排在（　　）。
   A. 第一位　　　B. 第二位　　　C. 第三位　　　D. 第四位

二、多选题

8. 以下属于公众结核病防治核心信息的是（　　）。
   A. 肺结核是长期严重危害公众健康的慢性传染病
   B. 肺结核主要通过呼吸道传播，人人都有可能感染
   C. 咳嗽、咳痰 2 周以上，应怀疑得了肺结核，要及时就诊
   D. 不随地吐痰，咳嗽、打喷嚏时掩口鼻，戴口罩可以减少肺结核的传播
   E. 规范全程治疗，绝大多数患者可以治愈，还可避免传染他人
9. 学生出现肺结核可疑症状或被诊断为肺结核后，应当（　　）。
   A. 主动向学校报告
   B. 不隐瞒病情
   C. 不带病上课
   D. 保证充足的睡眠，合理膳食
   E. 加强体育锻炼，提高抵御疾病的能力
10. 居家治疗的肺结核患者，应当（　　），避免家人感染。
   A. 尽量与他人分室居住
   B. 保持居室通风
   C. 佩戴口罩
   D. 可以不采取任何防护措施

11. 以下说法正确的是（　　）

A. 得了肺结核如发现不及时、治疗不彻底，会对健康造成严重危害，甚至可引起呼吸衰竭和死亡

B. 肺结核是呼吸道传染病，很容易发生人与人传播

C. 与肺结核患者共同居住，同室工作、学习的人都是肺结核患者的密切接触者，有可能感染结核分枝杆菌，应及时到医院去检查排除

D. 肺结核患者可以不采取任何防护措施去人群密集的公共场所

E. 肺结核患者服药治疗出现不良反应时，可先暂时自行停药

参考答案：

1. D	2. C	3. D	4. D	5. C
6. D	7. B	8. ABCDE	9. ABC	10. ABC
11. ABC				

实践篇

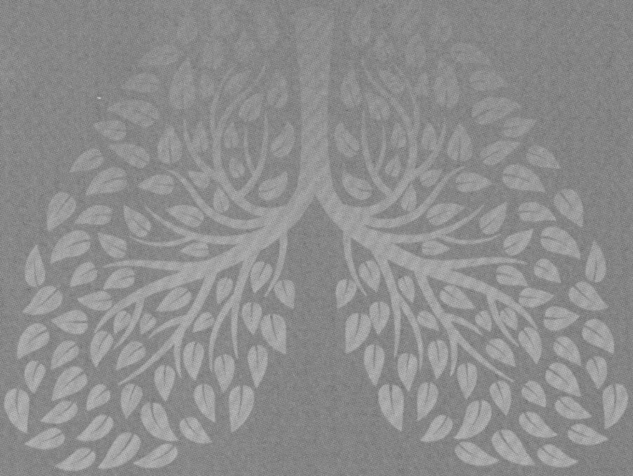

一、结核病防治知识

（一）认识结核病

1. 什么是结核病

曾经我们把结核病叫作痨病，把肺结核叫作肺痨。结核病是由一种叫结核分枝杆菌的细菌感染人体引起的慢性传染病。结核分枝杆菌可以到达人体任何部位，人体除头发和指甲不会感染，身体各个脏器都可发生结核病。肺脏是最容易被侵犯的器官，肺结核占各种类型结核病的80% 以上。

结核病也是迄今为止夺去人类生命最多的传染病，肺结核在当今依然是严重危害我国人民群众健康的重大传染病，被《中华人民共和国传染病防治法》列为乙类法定报告和管理的传染病。

2. 结核病的历史

结核病是一种很古老的疾病，考古学家通过对古人类遗骸的研究，发现距今 7000 年以前的远古时代就已经有结核病了。最早的有关结核病的文字记载可追溯到古希腊“医学之父”希波克格拉底的记录，该记录第一次详细记载了肺结核，认为肺结核是一种传染性疾病。

我国最早的医书《黄帝内经素问》中就有类似肺结核症状的记载。从宋代开始人们将痨瘵（痨病）作为结核病的统称。从晚清至今，中医称肺结核为肺痨。西医传入我国后，一般称之为肺结核。我国 2500 年前就有结核病的遗迹，比如在马王堆里出土的辛追夫人肺部发现了结核病的钙化病灶。

3. 世界防治结核病日的由来

1882 年 3 月 24 日，德国著名的科学家罗伯特·科赫在柏林宣布发现结核病的致病元凶——结核分枝杆菌。1982 年，在纪念罗伯特·科赫发现结核分枝杆菌 100 周年活动上，有与会者提议像其他世界卫生日一样设立世界防治结核病日（World Tuberculosis Day），1996 年 3 月 24 日，第一个世界防治结核病日诞生。

每年3月24日世界防治结核病日，全国各界通过广泛动员、组织开展多种形式的主题宣传活动，向公众普及结核病防治知识、倡导健康的行为习惯、强化“每个人是自己健康第一责任人”的意识，不断提升全民健康素养，推进早日实现终结结核病流行的目标。

4. 全球结核病的发病和死亡状况如何

世界卫生组织《2023年全球结核病报告》显示：2022年全球估计有1060万新发结核病患者，估算发病率为133/10万。2022年估算有112万人死于结核病，死亡率为14/10万，结核病仍然是仅次于新型冠状病毒感染的世界第二大单一传染病死因，造成的死亡人数几乎是HIV/AIDS的2倍。

5. 我国结核病的发病和死亡状况如何

我国是全球30个结核病患者数量较多的国家之一，世界卫生组织《2023年全球结核病报告》显示：2022年我国新发结核病患者为74.8万，估算发病率为52/10万，发病人数位居全球第三位，我国耐药结核病的疾病负担位居全球第三位。我国结核病的死亡率为2.0/10万，一直位于全球较低水平。

6. 结核病流行的三个环节是什么

结核病在人群中流行与所有的传染病一样都有三个环节：传染源、传播途径和易感人群。

结核病的传染源主要是排出结核分枝杆菌的肺结核患者，当患者咳嗽、咳痰、打喷嚏或大声说话时，肺部病灶中的结核分枝杆菌随呼吸道分泌物排到空气中，健康人吸入后可能发生结核感染。

因此，结核病的主要传播途径是呼吸道传播，健康人吸入肺结核患者咳嗽、打喷嚏时喷出的带菌飞沫而感染。另外，饮用未经消毒的带有牛型结核菌的牛乳，也可感染牛型结核菌。

每个人都是容易感染结核分枝杆菌的个体，但通常更容易感染结核分枝杆菌的人包括：传染性肺结核患者的密切接触者、免疫力低下的人群、从未接触过结核分枝杆菌的人群、因职业关系接触肺结核患者或携带结核分枝杆菌的人员等。

7. 结核病遗传吗

目前为止还没有发现结核病有明确的遗传证据，所以说结核病不是遗传性疾病，不会遗传给下一代。

8. 肺结核的危害有哪些

肺结核对患者本人、患者家庭和社会都有较大危害。第一，从患者角度来看，肺结核会严重影响患者本人的健康。肺结核主要侵犯人体肺部，如果治疗不及时、不彻底，病变会破坏正常肺组织，形成干酪样坏死、空洞或纤维化，影响呼吸功能，降低患者生活质量，严重的还会导致劳动能力丧失，甚至死亡。第二，从患者家庭角度来看，结核分枝杆菌通过呼吸道传播，传染性强，会危及他人的健康。家庭成员往往与患者密切接触，大大增加感染和发病的风险。患者发病期间，劳动能力降低或丧失，导致家庭收入减少，加上治疗费用等支出，使患病者家庭雪上加霜。第三，从社会角度来看，肺结核的致病元凶结核分枝杆菌比较顽固，很容易在人群中进行传播，如果防控措施不当，可能会引起多人发病的聚集性疫情，带来不良社会影响。肺结核导致的生产能力的损失，也对社会经济发展产生重要影响。

9. 什么是耐药结核病

耐药结核病指患者感染的结核分枝杆菌对一种或多种抗结核药治疗不敏感，耐药结核病主要分为以下几种类型。

（1）**单耐药结核病**（MR-TB）：指结核病患者感染的结核分枝杆菌经体外药物敏感试验证实仅对 1 种一线抗结核药耐药。

（2）**利福平耐药结核病**（RR-TB）：指结核病患者感染的结核分枝杆菌经体外药物敏感试验证实对利福平耐药。

（3）**广泛耐药结核病**（MDR-TB）：指结核病患者感染的结核分枝杆菌经体外药物敏感试验证实至少同时对异烟肼和利福平耐药。

（4）**准广泛耐药结核病**（Pre-XDR-TB）：指结核病患者感染的结核分枝杆菌经体外药物敏感试验证实在耐多药或利福平耐药基础上对一种氟喹诺酮类药耐药。

（5）**广泛耐药结核病**（XDR-TB）：指结核病患者感染的结核分枝杆菌

经体外药物敏感试验证实在准广泛耐药结核病基础上至少对其他一种药物（贝达喹啉、利奈唑胺）耐药。

10. 耐药结核病是如何产生的

耐药结核病的产生主要有两种情况：一是健康人直接感染耐药菌而发生耐药结核病，这种情况被称为原发耐药；另一种情况为患者第一次感染的结核分枝杆菌为非耐药结核分枝杆菌，但由于治疗不规范、用药不恰当，导致体内非耐药结核分枝杆菌演变成耐药菌，耐药菌在体内大量繁殖，引起耐药结核病，这种情况被称为获得性耐药。

11. 国外历史名人与结核病

肖邦是历史上最具影响力和最受欢迎的钢琴作曲家之一，是波兰音乐史上最重要的人物之一，1849 年因肺结核逝世于巴黎。契诃夫是俄国著名小说家、戏剧家，一生才华横溢，1904 年 7 月 15 日因肺结核恶化辞世。弗里德里希·席勒是德国著名诗人、哲学家、历史学家和剧作家，德国启蒙文学的代表人物之一，1809 年 5 月 9 日，席勒因肺结核逝世。费雯·丽是英国著名舞台剧、电影女演员，被美国电影学会（AFI）选为“百年来最伟大的女演员”之一。1967 年 7 月 7 日，费雯·丽因肺结核在英国病逝。

12. 我国历史名人与结核病

林徽因为中国第一位女性建筑学家，同时也被胡适誉为中国一代才女，1955 年 4 月 1 日因肺结核病逝于北京，终年 51 岁。萧红被誉为“30 年代的文学洛神”，1942 年 1 月 22 日因肺结核病逝于香港，年仅 31 岁。

（二）结核病的预防

1. 如何控制肺结核传染源

在肺结核的防控中最重要的是控制传染源，即尽早发现隐藏在人群中的肺结核患者，并予以彻底治疗，减少其对周围人的传染，这是迄今为止预防肺结核最有效，也是最重要的措施。

2. 如何切断肺结核传播途径

结核分枝杆菌以呼吸道传播为主，发现肺结核患者后要及时采取隔离治疗等措施，减少患者与其他人（特别是家庭成员、同事、同学等）的密切接触，在必须与其他人接触时，患者要佩戴口罩，避免结核分枝杆菌的扩散。患者咳嗽、打喷嚏时不面对他人并用手帕或肘部掩住口鼻，不随地吐痰，要把痰吐在痰盂内，然后进行消毒处理。传染性肺结核患者应尽量避免与婴幼儿、老年人密切接触。要注意居住和工作环境的通风换气，通风最简单的做法是每天勤打开窗户，让室内有自然风出入。

3. 如何保护肺结核易感人群

给新生儿接种卡介苗，对于预防儿童结核病，特别是预防儿童重症结核和结核性脑膜炎效果显著。另外，对结核潜伏感染人群可进行预防性治疗，以减少发病。与传染性肺结核患者密切接触的 5 岁以下儿童、人类免疫缺陷病毒（HIV）感染者、使用肿瘤坏死因子治疗的患者、长期进行透析治疗的患者、器官移植或骨髓移植者、硅沉着病（曾称矽肺）患者、长期使用糖皮质激素或其他免疫抑制剂的患者等，都是肺结核的易感人群，需要重点防护。

4. 全球终结结核病流行的目标是什么

全球终结结核病流行的目标是：到 2035 年，结核病发病率在 2015 年的基础上减少 90%（发病率下降到 10/10 万以下），结核病死亡人数在 2015 年的基础上减少 95%，由结核病导致的灾难性家庭支出为零。

5. 我国结核病控制策略是什么

我国政府高度重视结核病防治工作，本着对人民群众健康和生命安全高度负责的态度，实施政府领导、部门合作、全社会协同、大众参与的结核病防治机制；实施及早发现并全程规范治疗，提供公平可及、系统连续的预防、治疗、康复等防治服务；不断完善医疗保障政策，减轻患者经济负担，降低结核病发病率和死亡率，保障人民健康，保证社会经济协调发展。

6. 我国结核病防治服务体系的构成是什么

为加强结核病的防治工作，全国各地建立了由疾病预防控制机构、结核病定点医疗机构和基层医疗卫生机构构成的分工明确、协调配合的结核病防治服务体系。

7. 我国对肺结核患者的诊疗保障政策有哪些

我国对肺结核患者的诊疗保障政策主要包括以下两个方面。

一是减免政策：为保证肺结核患者及时就诊和完成治疗，国家出台了肺结核患者的诊治减免政策，为在结核病定点医疗机构初次就诊的肺结核可疑症状者或疑似肺结核患者提供免费胸部 X 线检查和 1 次痰涂片（3 份痰标本）检查；为发现并确诊的活动性利福平敏感和耐药性未知的肺结核患者免费提供全疗程一线抗结核药物治疗。

二是医保政策：《国家医保局　财政部关于建立医疗保障待遇清单制度的意见》（医保发〔2021〕5 号）将肺结核列入门诊慢性病特殊病种管理，可参照住院管理和支付。

（三）结核病的发现与诊断

1. 肺结核的常见症状包括哪些

肺结核最常见的症状是咳嗽、咳痰时间超过 2 周，咯血或血痰。另外，胸部憋闷（胸闷）、胸部疼痛（胸痛）、体温为 37.3 ～ 38℃（低热）、入睡后出汗异常（盗汗）、自觉疲劳、肢体软弱无力（乏力）、食欲减退和体重明显减轻也是肺结核的常见症状。

2. 怀疑得了肺结核需要做哪些检查

肺结核的诊断是一个系统过程，医生除了询问患者症状外，还需要患者做以下主要检查：一是胸部影像学检查，如胸部 X 线片检查；二是病原学检查，即留取 3 份符合要求的痰标本进行相关检查，包括痰涂片、痰培养、分子生物学检测等。此外，必要时医生还需要患者做结核菌素试验、抗体检测、支气管镜检查和病理检查等。

3. 如何尽早发现肺结核患者

一是出现肺结核可疑症状（咳嗽、咳痰时间超过 2 周，咯血或血痰）时，应及时到结核病定点医疗机构就诊检查。二是结核病防治机构和基层医疗卫生机构要定期组织对重点人群进行主动的结核病筛查，这些重点人群包括：65 岁及以上老年人、糖尿病患者、病原学阳性肺结核患者的密切接触者、HIV 感染者 / 艾滋病患者、尘肺病患者和既往患结核病者等。

4. 结核病的诊断分哪些类型

结核病可按照病变部位、病原学检查结果、耐药状况、治疗史等进行分类。按病变部位可分为肺结核和肺外结核；肺结核按病原学检查结果分为病原学阳性肺结核和病原学阴性肺结核；按耐药状况分为利福平敏感肺结核、耐药性未知肺结核和耐药肺结核；按治疗史可分为初治和复治肺结核。

(四)肺结核的治疗与管理

1. 如何进行肺结核治疗

普通肺结核(利福平敏感肺结核和耐药性未知肺结核)治疗的时间一般为 6 个月，如果患有气管支气管结核或合并糖尿病、尘肺病、HIV 感染 / 艾滋病和肺外结核等要延长疗程。常用的抗结核药包括异烟肼、利福平、吡嗪酰胺和乙胺丁醇等。利福平耐药肺结核的治疗疗程通常为 18 ~ 20 个月。

2. 不规律服药的危害有哪些

第一，患者体内结核分枝杆菌反复繁殖，导致疾病无法治愈。第二，患者持续向外排出结核分枝杆菌，造成结核分枝杆菌传播，传染更多的健康人。第三，容易产生耐药，一旦成为耐多药肺结核患者，治疗期更长、治疗花费更大、治愈率更低，严重者可导致死亡。

因此患者应遵从医嘱，坚持规律治疗，彻底杀灭结核分枝杆菌，争取一次性治愈疾病。服药出现不舒服应当及时找医生处理，切忌自行中断服药。

3. 谁来做患者的治疗管理

首先是县级结核病定点医疗机构：根据患者的病情制订合理的治疗方案，在治疗前对患者及其家属进行有针对性的健康教育，治疗过程中及时了解患者服药和随访情况，及时处理药物不良反应。

其次是乡镇级、村级基层医疗卫生机构：在 72 小时内访视患者，指定治疗期间的基层督导员，基层督导员定期随访患者，督促患者按时服药,及时了解患者的病情和药物不良反应发生情况,并进行相应的处置。各地基层医务工作者除了采取传统的入户、电话、微信等随访形式,还可利用电子药盒、手机 APP、手机视频等辅助手段进行服药监督管理。

最后是县(区)级结核病防治机构:组织乡镇级、村级医疗卫生机构落实患者的治疗随访管理,以及跨区域患者的治疗管理。

4. 肺结核可以治愈吗

若坚持规范治疗并完成规定的治疗疗程,90% 以上的患者是可以治愈的,但是治疗过程中需要多种有效药物联合使用,而且要按照医生要求坚持服药,不可随意停药或中断治疗。因服药时间较长,有的患者很难坚持完成全部疗程,为此,医生需要对患者进行全程服药管理,督促患者按时服药,帮助患者治愈疾病。

5. 肺结核患者家庭需要勤开窗通风吗

肺结核患者家里要多开窗通风,保持室内空气流通。通风最简单的做法是打开窗户让室内有自然风进入。建议每天至少通风 3 次,每次通风时间不少于 30 分钟,减少室内空气中结核分枝杆菌数量,降低家庭成员感染结核分枝杆菌的风险。

6. 如何处理肺结核患者的痰液

肺结核患者有痰时,可吐在带盖并且有消毒液的痰盂中,不方便时可将痰液吐在消毒湿巾或者密封痰袋里集中焚烧。不随地吐痰,因为将痰液吐在地面上,痰液中的水分蒸发后,痰里的细菌可随灰尘一起飘浮在空气中,健康人吸入后可以发生感染。

7. 肺结核患者需要增加营养吗

肺结核是消耗性疾病,患者对蛋白质和能量的需求要比正常人高,因此患者要加强营养,应将奶类、蛋类、动物内脏、鱼虾、瘦肉、豆制品等食物作为蛋白质的主要来源。牛奶含有丰富的酪蛋白和钙,是肺结核患者较为理想的食品。另外,肺结核患者要多吃富含各种维生素的食物,维生素对机体修复有较大促进作用。要多吃绿叶蔬菜、各种水果、杂粮等,尽量不吃辛辣刺激性食物,不吸烟、不饮酒。

（五）肺结核患者的心理支持与关爱

1. 如何对肺结核患者进行心理支持

肺结核是慢性传染性疾病，尤其是耐多药肺结核，患者病情严重、治疗疗程长、心理压力大，容易出现情绪波动，甚至出现拒绝服药等行为，从而影响治疗和预后。应在以下几个方面对肺结核患者予以心理支持。

（1）**对于焦虑的患者**：焦虑是肺结核患者最常见的心理问题，主要表现是恐惧和担心。患者往往害怕治不好，担心治病花钱太多，担心服药会有不良反应，担心传染给家人和朋友，担心影响上学或工作，担心周围人歧视自己，等等。这些担心都是源于患者对肺结核的了解不够，因此要主动向患者讲解肺结核防治知识，让患者明白肺结核可防可治不可怕，从而摆正心态，树立治愈的信心。

（2）**对于抑郁的患者**：这些患者因为某些症状导致身体不适、劳动能力受影响、经济收入不能得到保证，可能会变得很悲观，对事业和生活失去信心，对外界事物失去兴趣，有的患者甚至自暴自弃，放弃治疗甚至想轻生。对这部分患者要教育他们充分认识到疾病状态是暂时的，只要坚持规范治疗，积极面对，就可以摆脱疾病的困扰，尽快恢复正常的生活。

（3）**对于易猜疑、易怒、感到孤独、主观感觉异常等的患者**：应让这类患者主动和医生及身边的人沟通交流，积极倾诉自己内心的想法，获得支持，正视疾病，积极应对，争取早日康复。

2. 如何关爱肺结核患者

首先要让家属及亲友多与患者谈心，以爱心唤起患者战胜疾病的信心和勇气，督促患者坚持服药治疗，积极帮助患者解决遇到的困难和问题，争取让患者早日康复。对因患病休学的学生，定期通过网络联系形式问候和鼓励，让他们感受到来自集体的温暖，树立战胜疾病的信心。大家日常生活中要通过多种渠道积极了解和掌握结核病防治知识，消除偏见与歧视，尊重肺结核患者。

其次要帮助患者解决实际困难和问题。肺结核患者因病造成误工，因治病加重家庭经济负担，因此应加大医保、民政、慈善救助等机构为患者提供医疗费用报销的比例，以及增加营养和伙食补助、交通补助等，提高患者治疗的依从性，确保他们完成治疗，消除感染，彻底治愈，减少对社会的危害。

（六）结核病防治核心信息

1. 结核病防治核心信息及知识要点

（1）肺结核是长期严重危害健康的慢性传染病。

1）结核病又叫“痨病”，由结核分枝杆菌引起，主要侵害人体肺部，引起肺结核。

2）肺结核在我国法定报告甲乙类传染病中发病和死亡数排在第二位。

3）得了肺结核如发现不及时，治疗不彻底，会对健康造成严重危害，甚至可引起呼吸衰竭和死亡，给患者和家庭带来沉重的经济负担。

（2）肺结核主要通过呼吸道传播，人人都有可能感染。

1）肺结核是呼吸道传染病，很容易发生传播。

2）肺结核患者通过咳嗽、咳痰、打喷嚏将结核分枝杆菌播散到空气中，健康人吸入带有结核分枝杆菌的飞沫即可能感染。

3）与肺结核患者共同居住，同室工作、学习的人都是肺结核患者的密切接触者，有可能感染结核分枝杆菌，应及时到医院检查排除。

4）HIV 感染者、免疫力低下者、糖尿病患者、尘肺病患者、老年人等都是容易发病的人群，应每年定期进行结核病检查。

（3）咳嗽、咳痰 2 周以上，应怀疑得了肺结核，要及时就诊。

1）肺结核的常见症状是咳嗽、咳痰，如果这些症状持续 2 周以上，应高度怀疑得了肺结核，要及时到医院看病。

2）肺结核还会伴有痰中带血、低热、夜间出汗、午后发热、胸痛、疲乏无力、体重减轻、呼吸困难等症状。

3）怀疑得了肺结核，要及时到当地结核病定点医疗机构就诊。县（区、旗）、地（市）、省（区、市）等区域均设有结核病定点医疗机构。

（4）不随地吐痰，咳嗽、打喷嚏时掩住口鼻，戴口罩可以减少肺结核的传播。

1）肺结核患者咳嗽、打喷嚏时，应当避让他人、遮掩口鼻。

2）肺结核患者不要随地吐痰，要将痰液吐在有消毒液的带盖痰盂里，不方便时可将痰吐在消毒湿纸巾或密封痰袋里。

3）肺结核患者尽量不去人群密集的公共场所，如必须去，应当佩戴口罩。

4）居家治疗的肺结核患者，应当尽量与他人分室居住，保持居室通风，佩戴口罩，避免家人感染。

5）肺结核可防可治。加强营养，提高人体抵抗力，有助于预防肺结核。

（5）规范全程治疗，绝大多数患者可以治愈，还可避免传染他人。

1）普通肺结核治疗全程一般为6个月，耐药肺结核治疗疗程比较长，有时需要 18 ~ 20 个月。

2）按医生要求规范治疗，绝大多数肺结核患者都可以治愈。自己恢复健康，同时保护家人。

3）肺结核患者如果不规范治疗，容易产生耐药肺结核。患者一旦耐药，治愈率低，治疗费用高，社会危害大。

2. 学校结核病防治核心信息

（1）肺结核是长期严重危害人民群众身体健康的慢性传染病。

（2）肺结核主要通过呼吸道传播，人人都有可能感染。

（3）咳嗽、咳痰 2 周以上，应当怀疑得了肺结核，要及时就诊。

（4）不随地吐痰，咳嗽、打喷嚏时掩住口鼻，戴口罩可以减少肺结核的传播。

（5）规范全程治疗，绝大多数患者可以治愈，还可避免传染他人。

（6）出现肺结核可疑症状或被诊断为肺结核后，应当主动向学校报告，不隐瞒病情、不带病上课。

（7）养成勤开窗通风的习惯。

（8）保证充足的睡眠，合理膳食，加强体育锻炼，提高抵御疾病的能力。

3. 不同人群的核心信息要点

(1)学生

1)出现肺结核可疑症状或被诊断为肺结核后,应当主动向学校报告,不隐瞒病情、不带病上课。

2)养成勤开窗通风的习惯。

3)保证充足的睡眠,合理膳食,加强体育锻炼,提高抵御疾病的能力。

4)学校发生肺结核疫情后,学生应配合接受结核病筛查。

5)要关爱患结核病的同学。

(2)教师

1)学校是结核病防控的重点场所。教师发现咳嗽、咳痰2周以上的学生,应督促其及时就诊。

2)结核病检查是学校常规体检项目之一,教职员工出现肺结核可疑症状或被诊断为肺结核后,应当主动向学校报告,不隐瞒病情、不带病工作。

3)督促学生养成教室、图书馆和宿舍等室内公共场所勤开窗通风的习惯。

4)依据结核病定点医疗机构的诊断证明,管理患病学生的休学、复学。

5)关爱患结核病的学生。

(3)肺结核患者

1)咳嗽、打喷嚏时,应当避让他人、遮住口鼻。

2)不要随地吐痰,要将痰液吐在有消毒液的带盖痰盂里,不方便时可将痰吐在消毒湿纸巾或密封痰袋里。

3)尽量不去人群密集公共场所,如必须去,应当佩戴口罩。

4)居家治疗期间,应当尽量与他人分室居住,保持居室通风,佩戴口罩,避免家人感染。

5)治疗期间要按医生嘱咐定期复诊,发生不良反应应及时到医院就诊。

6)要树立信心,按医生要求规范治疗,绝大多数肺结核患者都可以治愈，自己恢复健康，同时保护家人。

7）多吃有营养的餐食，加强锻炼，提高抵抗力帮助康复。

（4）肺结核患者的密切接触者

1）督促患者按时服药和定期复查，坚持完成规范治疗。

2）如出现持续咳嗽、咳痰等症状要及时就诊。

3）对于结核潜伏感染者，预防性服药治疗可以减少发病。

4）注意房间通风和个人防护。

（5）医务人员

1）咳嗽、咳痰 2 周以上的患者要警惕可能得了肺结核。

2）发现疑似肺结核或肺结核患者，要依法报告、转诊和登记。

3）在开具处方前对肺结核患者开展不少于 10 分钟的健康教育。

4）关注当地执行的结核病诊疗惠民政策。

5）叮嘱患者服药治疗期间的注意事项。

6）做好感染控制及个人防护。

（6）流动人口

1）流动人口享受和当地居民同样的结核病诊疗惠民政策。

2）患者尽量留在居住地完成全程治疗，如必须离开，应主动告知主管医生，并由医生为其办理转出手续，以便患者返乡后可以继续接受治疗管理。

3）患者返乡或到新的居住地后，要主动到当地结核病定点医疗机构继续接受治疗管理。

（7）老年人或慢性病患者

1）每年健康体检要做结核病检查。

2）咳嗽、咳痰 2 周以上，应警惕可能得了肺结核，及时到医院就诊。

3）糖尿病患者控制好血糖，其他慢性病患者控制好基础疾病，均有利于预防肺结核。

4）保证充足的睡眠，多吃有营养的餐食，适度锻炼，提高抵御疾病的能力。

5）养成勤开窗通风的习惯，尽量减少到通风不良或人群密集的地方活动或逗留。

(8)**志愿者**

1)人人参与、奉献爱心,共同预防结核病。

2)积极向公众宣传结核病防治知识,增强其自我防范意识。

3)向患者开展宣传,帮助其树立治疗信心,提高其治疗依从性,促进其治疗康复。

4)开展宣传时做好个人防护。

5)消除歧视,关爱结核病患者。

4. 肺结核患者健康教育处方

肺结核患者健康教育处方

姓名:　　　　　　性别:　　　　　　年龄:　　　　　　诊断:

肺结核是一种由结核分枝杆菌引起的严重危害健康的慢性传染病,主要通过呼吸道传播。肺结核的主要症状有咳嗽、咳痰,还会伴有痰中带血、午后低热、夜间盗汗、体重减轻、呼吸困难等症状。出现肺结核可疑症状应及时到当地结核病定点医疗机构就诊。经全程规范治疗,绝大多数肺结核患者可以治愈。如不规范治疗,容易产生耐药结核。一旦耐药,治愈率低、治疗费用高、社会危害大。

影响肺结核发病和传播的主要因素包括:与传染性肺结核患者密切接触;出现咳嗽、咳痰2周以上等肺结核可疑症状不及时去医院检查;患了肺结核不按医嘱坚持治疗,擅自停药;吸烟;居室环境通风不良;免疫力低下(如高龄、营养不良人群,HIV感染者,糖尿病患者等)。

采取健康生活方式,积极治疗,有助于身体康复,提高生活质量。

健康指导建议(请关注“□”中打“√”条目)

· **健康生活方式**

□ 居家治疗的肺结核患者,应当尽量与家人分室居住,保持居室通风。

□ 不随地吐痰,痰液吐在有消毒液(如0.5%的84消毒液)的带盖痰盂里,不方便时可将痰液吐在消毒湿纸巾或密封痰袋里,然后焚烧处理。

□ 咳嗽、打喷嚏时应当避让他人、掩住口鼻。

□ 尽量不去集市、商场、车站等人群密集的公共场所。如必须去,应当佩戴口罩。

续表

□ 家庭密切接触者如出现咳嗽、咳痰 2 周以上等肺结核的可疑症状，应及时到医院检查。 □ 加强营养，多吃奶类、蛋类、瘦肉等高蛋白食物，多吃绿叶蔬菜、水果以及杂粮等食品，不吃辛辣刺激食物。 □ 不吸烟（吸烟者戒烟）。 □ 避免接触二手烟。 □ 不饮酒。 □ 有发热、胸痛、咳嗽、呼吸困难、乏力等明显症状时，不建议运动。 □ 经过规范治疗症状改善后，可在医生指导下进行适量运动，但以不引起劳累和不适为宜。 □ 生活起居规律，保证睡眠充足，避免过度劳累。 □ 保持心情舒畅、情绪稳定，减轻精神压力，树立治疗信心。 **· 治疗与康复** □ 遵医嘱服药，不要自行停药或调整药物。 □ 出现药物不良反应，要及时和医生联系，不可自行停药或更改治疗方案。 □ 遵医嘱定期复查。 □ 遵医嘱妥善存放抗结核药物。将药品放在阴凉干燥、孩子接触不到的地方。夏天宜放在冰箱的冷藏室。 □ 如需短时间外出，应告知医生并带够足量药品按时服用。如要改变居住地，应与医生联系办理延续治疗相关手续。 **· 急症处理** □ 治疗期间出现病情加重，如咯血，或药物不良反应引起的严重不适，如恶心、呕吐、腹胀、腹泻、腹痛、过敏反应、视物模糊、皮肤或者巩膜黄染等症状，或出现其他严重情况，应及时到医院就诊。

5. 青少年健康教育核心信息——结核病

肺结核是常见的慢性呼吸道传染病，易在聚集性群体中传播。出现咳嗽、咳痰 2 周以上等症状，须及时就诊，并主动向学校报告。

（1）肺结核是严重危害身体健康的慢性传染病。

（2）肺结核主要通过患者咳嗽、打喷嚏、大声说话等产生的飞沫传播，人人都有可能感染。

(3) 咳嗽、咳痰2周以上，应警惕得了肺结核，要及时就诊。

(4) 规范全程治疗，绝大多数患者可以治愈，还可避免传染他人。

(5) 出现肺结核可疑症状或被诊断为肺结核后，应当主动向学校报告，不隐瞒病情、不带病上课。

(6) 不随地吐痰，咳嗽、打喷嚏时掩住口鼻，戴口罩可以减少肺结核的传播。

(7) 养成勤开窗通风的习惯。

(8) 保证充足的睡眠，合理膳食，加强体育锻炼，提高抵御疾病的能力。

6. 中国公民健康素养66条——结核病条目

(1) 肺结核主要通过患者咳嗽、打喷嚏、大声说话等产生的飞沫传播，出现咳嗽、咳痰2周以上，或痰中带血，应及时检查是否得了肺结核。

(2) 坚持规范治疗，大部分结核病患者能够治愈，并能有效预防耐药结核病的产生。

二、百千万志愿者如何开展宣传活动

志愿者参与结核病防治活动的主要形式为健康宣传活动，目的在于提高公众和重点人群对结核病防治的关注度、增强其结核病防治意识、传递健康知识和技能。下面就结核病防治志愿者工作范畴，介绍一些健康宣传活动策划、组织实施、评估和总结的方法，以供志愿者在开展结核病防治健康宣传活动时参考借鉴。

(一)宣传活动的策划

1. 前期调查

俗话说得好，“知己知彼，百战不殆”。志愿活动的组织者在策划组织健康宣传活动前，应首先了解活动目标人群的特点、需求和自身开展活动具备的条件与资源。视情况开展前期调查有助于明确自身和外部条件，制订合理的活动方案，保证后续活动的顺利组织开展。

前期调查一般分两个方面。第一方面是需求评估，了解目标人群的基本状况、需求和喜好，使活动更加有的放矢。需求评估有以下几种方法。

（1）**文献回顾法：**主要是查阅相关文献和资料，了解与活动有关的信息。

（2）**定性调查：**即访谈目标人群及相关人员，如开展学校结核病防控宣传，须访谈某学段学生、教师及辖区结核病防治专业机构人员等。

（3）**定量调查：**常用的方法是问卷调查，可以自行设计问卷，也可采用结核病专业机构提供的模板问卷。问卷内容一般包括调查对象的基本情况（年龄、性别、职业、文化程度等）、对结核病防治知识的知晓情况、结核病防治相关态度和健康行为、感兴趣的结核病防治问题等。

第二方面是评估开展活动具备的条件和可利用的资源。一般包括以下内容。

（1）**人力资源：**包括技术支持专家、讲师、辅助工作人员等，可理解为可以与之合作开展活动的单位和个人。

（2）**物力资源：**包括组织活动必备的场地、宣传材料、设备、物资等，这些资源的具备情况，以及获取渠道等。

（3）**财力资源：**指支持活动的经费，应考虑除免费资源外还有哪些开展活动必须考虑的开支，经费预算应该如何分配使用等。

2. 明确目的和目标

健康宣传活动的目的可为单一或多个兼顾，常见目的可包括以下几个方面。

（1）**增强结核病防治意识：**这类活动带有社会动员和倡导的意义，主要作用是提高公众和相关人员对结核病的关注度，使其认识到结核病的危害，进而动员公众或部门机构参与和支持结核病防治工作。常见的宣传方式包括现场宣传、发放宣传单（页）、张贴海报、播放公益广告、通过网络平台转发结核病宣传信息等。

（2）**普及结核病防治知识：**这类活动多以讲座、培训为主，主讲人或培训者需要具备较强专业知识和沟通技巧。

（3）**促进健康行为养成：**这类活动需要面对面演示，传授一些结核病防治相关知识和技能，比如教小学生打喷嚏时如何掩住口鼻、如何定期开窗通风等。

(4)**提供关怀救助**:这类活动多为义诊咨询、慰问生活困难的结核病患者及其家属,或向患者提供心理支持等。由于肺结核具有传染性,不鼓励非医学专业的志愿者与患者面对面开展此类活动。

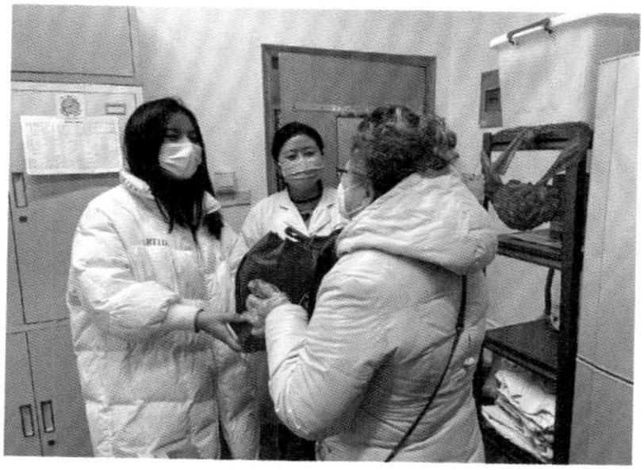

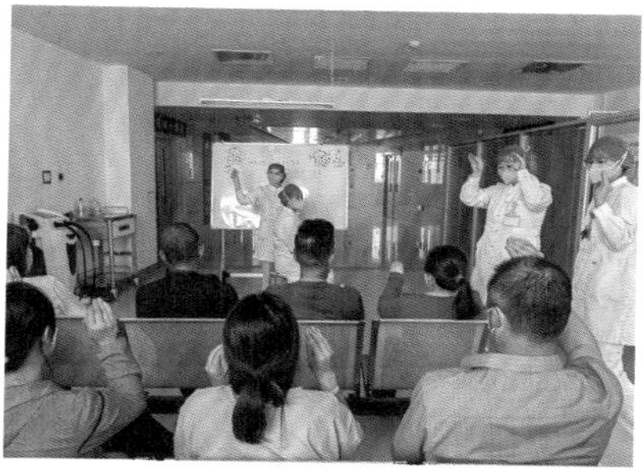

除了明确上述目的外,健康宣传还需要明确活动的目标,目标需要符合 SMART 原则,即具体、可测量、可达到、有相关性、有时间性。可以从以下几个方面考虑。

(1)开展几次活动?

(2)活动要进行多长时间?

(3)要组织动员多少人参加?

(4)要介绍几个知识点?

(5)要播放几部宣传片?发放多少份宣传材料?

(6)预计培训前后目标人群知识知晓率提高多少?

(7)活动要达到什么效果?

除了上述过程指标外,还有目标人群对疾病的态度和行为改变的意愿,以及对活动的满意度等。

3. 明确资源和合作伙伴

由于志愿服务不是专职工作,没有固定的经费支持,开展活动时往往会有一定难度,因此在活动方案制订前,志愿者个人和团队应积极了解现有条件下可争取到的资源,寻求合作的个人、组织或机构,以共同完成志愿服务活动。可以从以下几方面考虑。

(1)**专业机构**:可以向当地结核病防治机构、结核病防治定点医疗机构、基层社区医疗卫生服务机构等结核病防治专业机构寻求技术支持,如邀请专业人员作为主讲人开展讲座,组织义诊咨询,向专业机构索取宣传材料等。

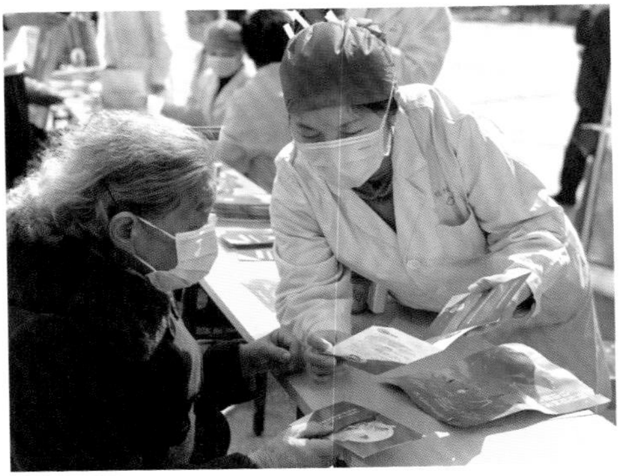

(2)**街道和社区**:加强与辖区街道和居委会的沟通合作,了解社区健康宣传的需求和资源,争取场地、物资支持,请其帮助组织辖区内居民参与等。

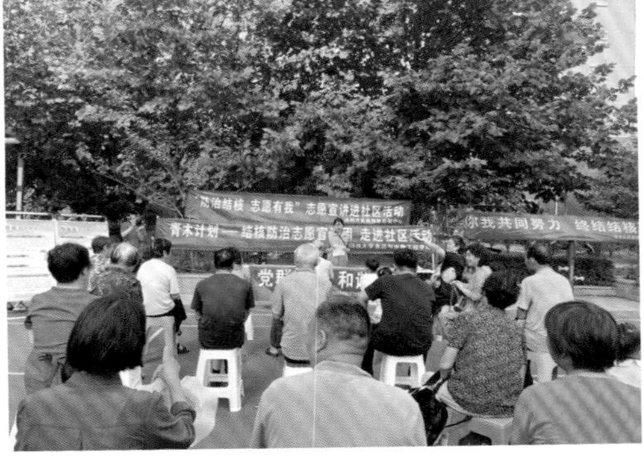

(3) **学校:** 学生是结核病防治的重点人群,应加强与校领导、校医、教师的合作,争取将结核病健康宣传活动纳入学校健康教育工作。

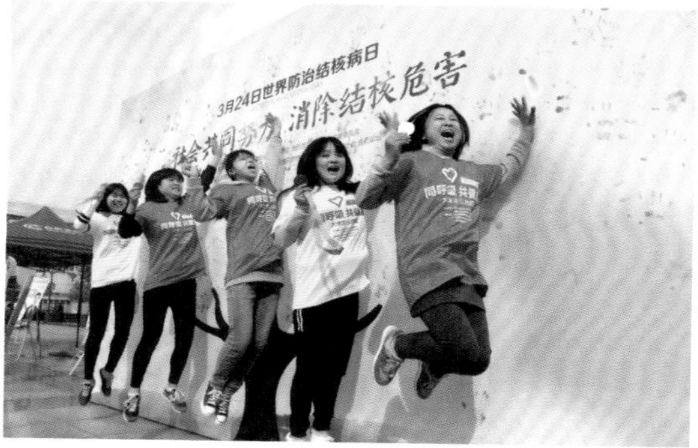

(4) **企事业单位:** 企事业单位有责任保障职工健康,特别是劳动密集型企业,有大量流动人口集中作业,有可能造成结核病的传播。志愿者可有针对性地联系相关企事业单位,了解其对开展职工健康宣传的需求,争取合作开展宣传活动。

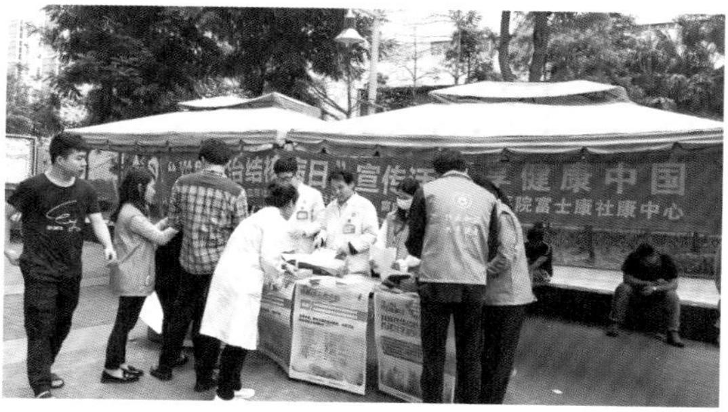

(5) **公益机构和爱心企业:** 志愿者或团队可以与相关公益机构建立联系,寻求项目合作、经费支持,有些公益机构还有针对志愿者的培训计划,支持志愿者开展健康宣传活动。爱心企业和基金会也有可能为志愿活动提供专项善款支持。

(6)**其他志愿者个人和组织:**当自身力量有限时,可以联合其他志愿者或志愿者团队共同开展活动,有助于达成资源整合,扩大活动的影响力。

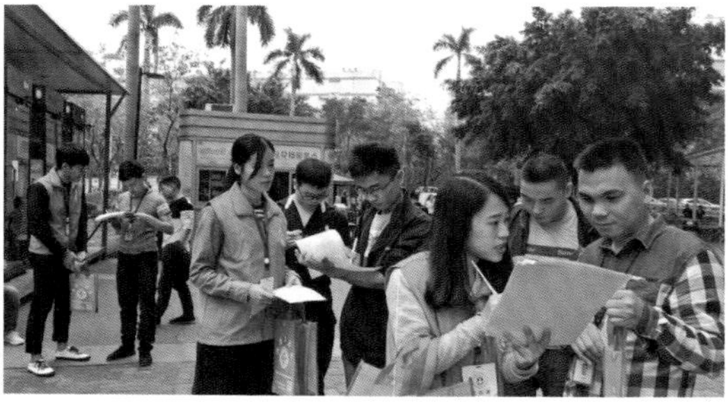

4. 制订活动方案

完善的活动方案是活动顺利实施的前提,有助于参与各方了解活动情况、督促活动进度。活动方案一般包括以下几个主要部分。

(1)**活动主题:**指活动的题目和口号,反映活动要体现的主要内容,如"你我共同努力 终结结核流行"世界防治结核病日主题宣传活动、"遏制结核 中国力量"抖音结核病科普挑战赛。

(2)**活动背景:**一般简要介绍结核病的流行情况、活动拟解决的问题、宣传的目标人群和主要目的等内容。

(3)**活动目标:**指活动想达到的预期效果和产出。

(4)**参加人员:**指参加活动的人员来源、身份、大致人数等。

(5)**组织机构:**指活动参与各机构、部门及其在活动中发挥的作用和承担的责任。一般包括指导单位、主办单位、承办单位、支持单位等。

(6)**活动内容:**是方案的主要部分,需要明确活动的主要步骤和流程。

(7)**时间进度:**指从活动计划、筹备到组织实施、总结各个步骤的时间安排。

(8)**人员分工:**指工作团队的组成及各自分工,尽量做到一人一岗,不遗不漏。

(9)**经费预算:**指开展活动可能发生的各种类型的费用及金额,常包括场地费、人员费、交通费、材料费、餐饮费等。

(10)**活动总结:**须列出活动总结相关材料清单,如文字总结报告、照片、录像、签到表、效果评价表和上述信息收集的人员与方法等。

(二)宣传活动的组织实施

1. 宣传活动的对象

开展结核病防治健康宣传之前,首先需要明确宣传的目标人群,了解不同目标人群的特点及其应该掌握的结核病防治关键信息点,这样才能有的放矢,达到事半功倍的宣传效果。结核病是一种呼吸道传染病,任何年龄、性别和职业的人群都有可能感染,因此广大社会公众都应该了解结核病的危害,学习掌握结核病防治的基本知识。

还有一部分人群由于特殊的身体情况和工作生活状态,相比一般人群更容易感染和传播结核分枝杆菌,是结核病防治的重点人群,如 65 岁以上老年人、糖尿病患者、HIV 感染者、免疫力缺陷人群、寄宿制学校学生、集中居住的务工人员、羁押场所人员等,针对这些重点人群更应该加强有针对性的宣传教育。此外,针对结核病患者及其密切接触者也应该加强宣传教育,除了介绍结核病的基本知识外,还应该强调结核病的规范治疗、治疗期间的注意事项等。

2. 宣传方法

了解掌握一些常见的健康宣传方法,有助于志愿者结合自己的专业情况、宣传对象和能力范围灵活运用,策划、组织开展志愿活动。常用的健康宣传方法有以下几种。

(1)**健康知识讲座:**健康知识讲座(以下简称"讲座")是由主讲人就某一健康主题向特定人群传播健康知识和技能的一种健康教育形式。讲座的适用范围较广,具有实施简便、成本效率高、短时间内传播信息量大等优点。讲座的主要步骤包括:

1)**确定主讲人和讲座内容:**选择合适的主讲人是讲座成功的关键,主讲人需具备与讲座主题相对应的专业知识和沟通技巧,一般应该由结核病防治专业机构人员或者经过系统培训的人员担任。讲座内容需要针对讲座对象特点进行准备，时长一般为 1 小时以内。

2）**组织参加人员：**讲座一般适用于学校学生、企事业单位人员、社区居民、患者及其家属等，便于人员组织，但需要志愿者与学校、企事业单位、社区等相关单位协作共同组织动员人员参加。

3）**落实讲座场所和宣传材料：**讲座首选在室内进行，需要相对安静、可以容纳一定数量人员的场所，场所内还需要配备一定的设备，如桌椅、写字板、扩音器、投影仪和 LED 屏幕、电脑等。组织者还需要准备布置会场的海报、挂图及向参加者发放的折页、传单等宣传材料。

4）**发布通知：**通知中要明确讲座的时间、地点和主要内容等信息。

5）**开展讲座：**需要注意把控时间，适当进行一些问答互动调动现场气氛。做好讲座记录，包括参与人员及数量、现场互动情况，必要时还需要做会议签到、拍照和录音录像记录等。

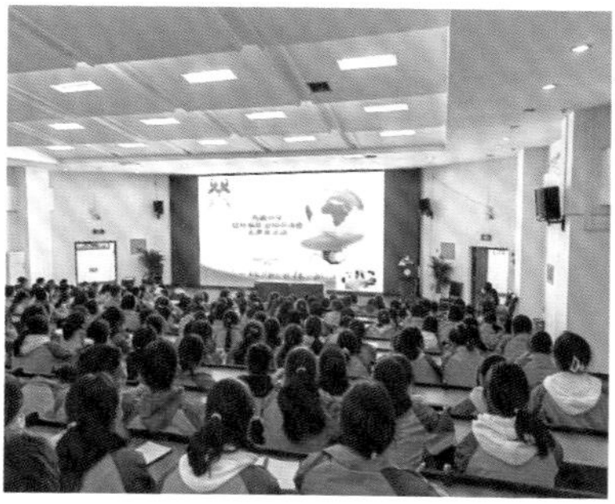

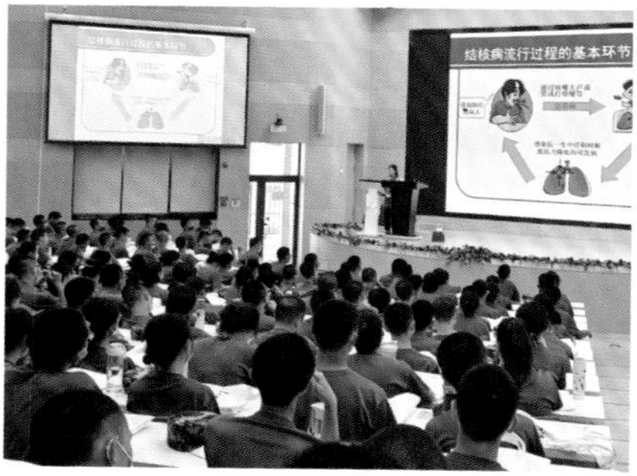

（2）**义诊咨询：**由具备结核病专业知识的医务人员提供面对面健康咨询，提供健康行为或诊疗建议，帮助咨询者做出行为改变或就医的选择。咨询一般为一对一进行，少数情况也可以一对多。健康咨询的过程中还可以包含简单的健康体检、结核病筛查、初步诊断等义诊环节。开展义诊咨询需要与结核病防治专业机构合作，邀请具备结核病诊断治疗资质的专业人员提供技术支持。需要在场所周边悬挂条幅或者易拉宝等，吸引人员注意，内容可为活动口号和主题等，字体、字号、颜色要醒目。需要足够的桌椅、不同区域的桌牌、义诊或体检设备、用于发放的结核病防治宣传材料、音像播放设备等。

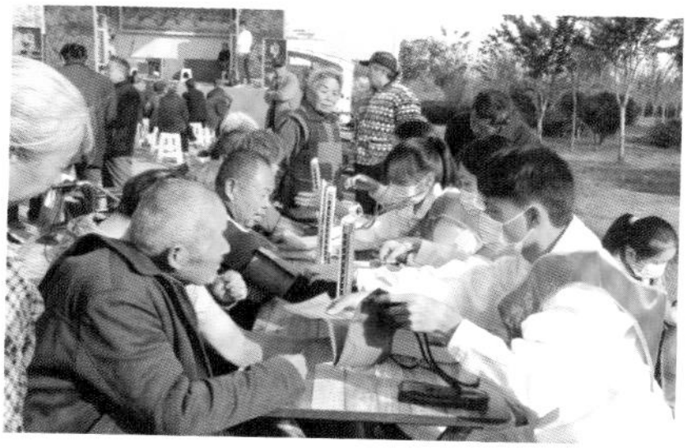

(3)**文艺演出:**文艺演出可以在室内礼堂、会议室等场所进行,也可以在户外广场搭建舞台进行,可以选择在世界防治结核病日、世界卫生日等重要的卫生健康日进行,也可以与国庆节、新年、中秋节等节假日的群众娱乐活动相结合。演出选择歌舞、小品、相声、三句半、情景剧等文艺表演的形式,在内容上可以穿插体现结核病防治知识,达到寓教于乐的目的。文艺演出需要组织者具备较强的内容策划和组织实施执行能力。

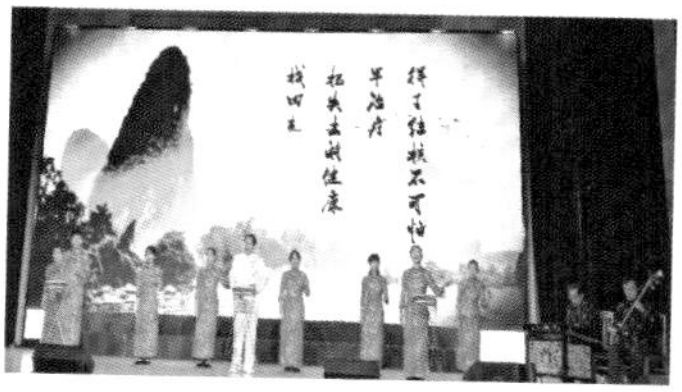

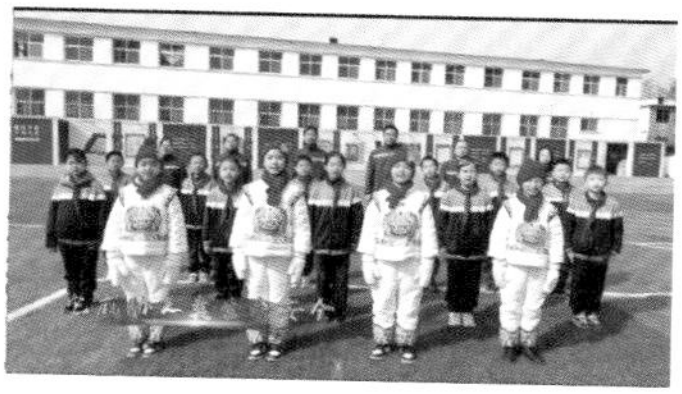

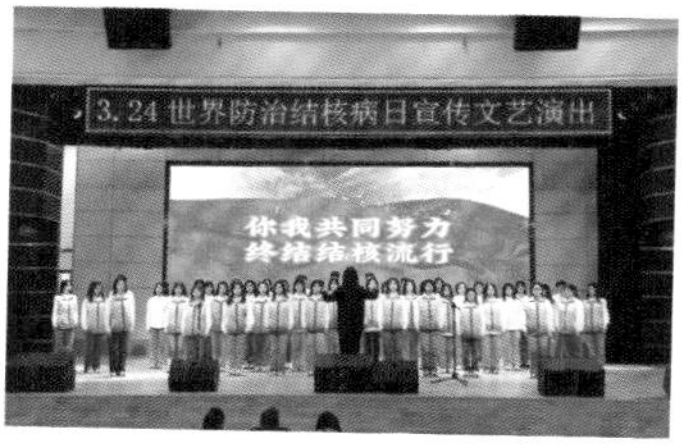
3.24 世界防治结核病日宣传文艺演出
你我共同努力
终结结核流行

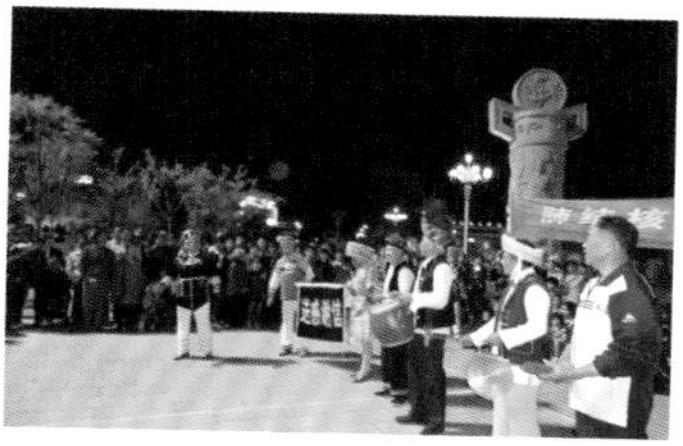

(4)**骑行 / 健康跑:**通过自行车骑行、健康跑的形式,号召大学生或广大群众参与,传递健康理念。活动中可以设置多个关卡,组织参与者进行知识竞答或游戏互动,增加活动的趣味性。应注意借助条幅、旗帜、展板等物料凸显活动主题,营造外部氛围和仪式感,达到更好的宣传目的。

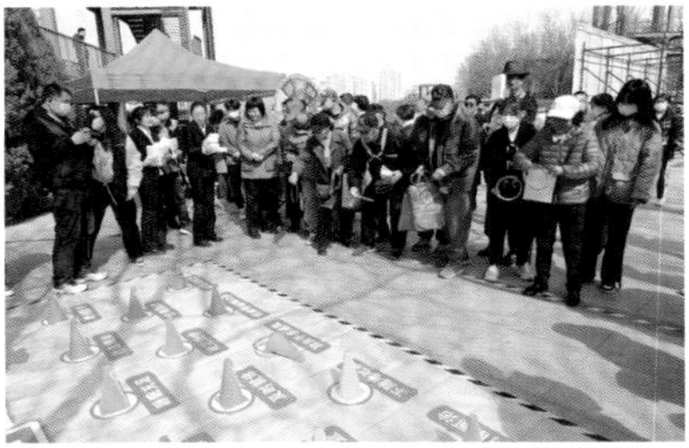
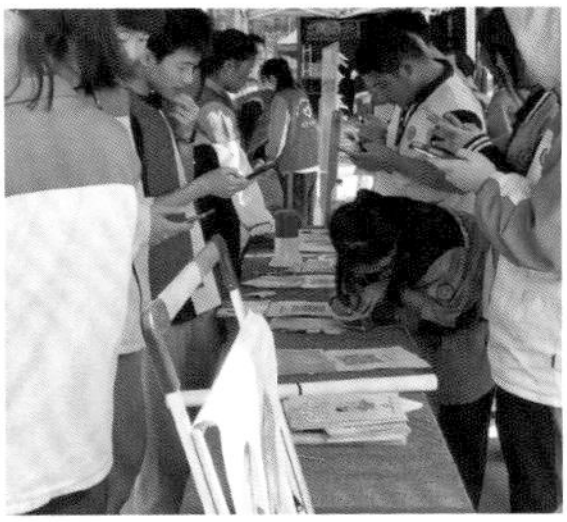
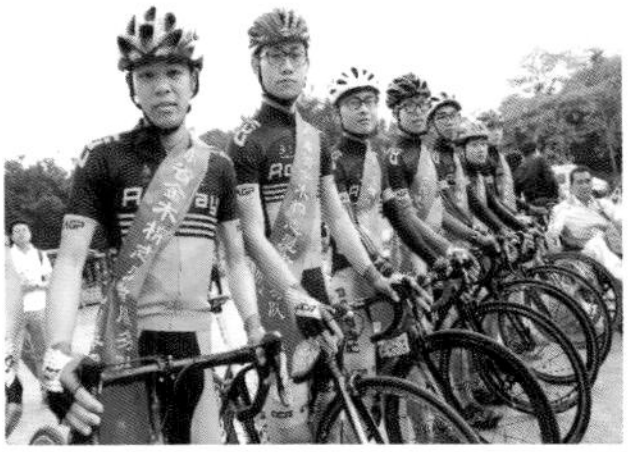
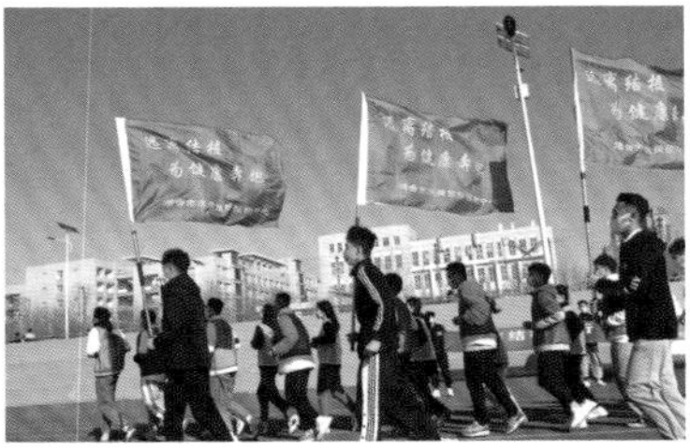

(5) **快闪**:快闪是新近流行的一种行为艺术,在指定的地点、时间,多人有计划、有组织地进行一系列歌舞、演讲、表演等活动,然后迅速离开。如某学生社团午餐时间在食堂门口组织一次快闪活动,通过表演“打喷嚏掩口鼻”健康舞蹈和脱口秀等进行宣传。组织者可以通过视频记录快闪活动的整个过程,在网络上进行二次传播,以达到更好的宣传效果。

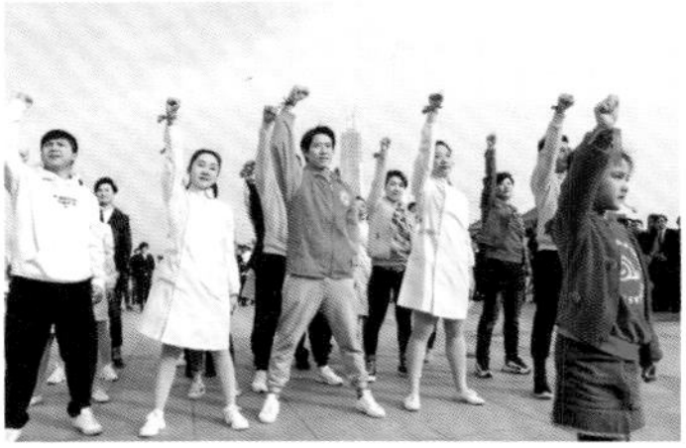
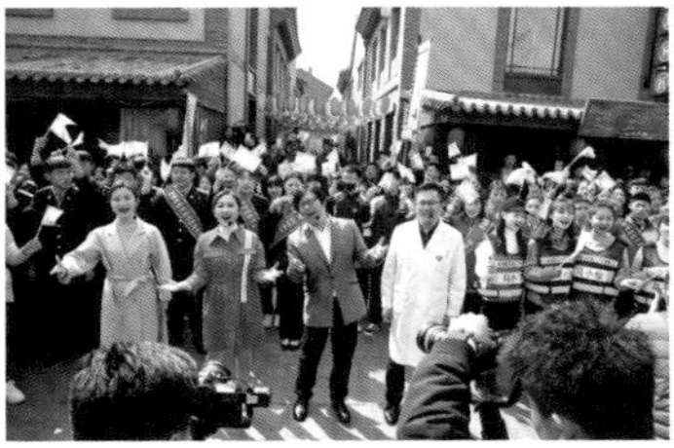

(6) **创意征集展示**:围绕结核病防治主题,组织创意作品征集活动,并在公共场合集中对征集到的创意作品进行展览展示,促使参与者和参与观众增强结核病防治意识。征集作品的形式可为创意海报、书法、绘画、手绘体恤、手工艺品或者文章、短视频等,展示现场还可以布置结核病知识展板,使参与观众了解更多防治信息。

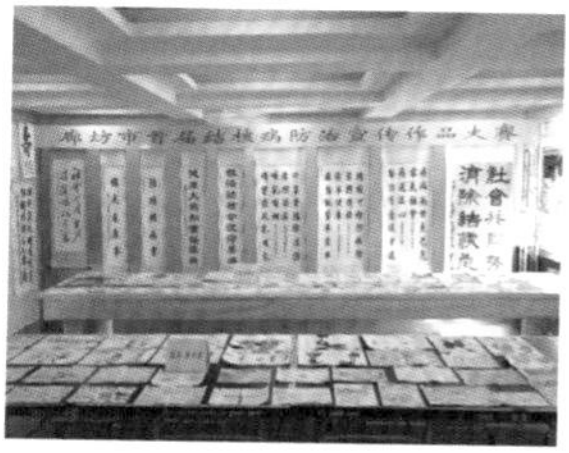

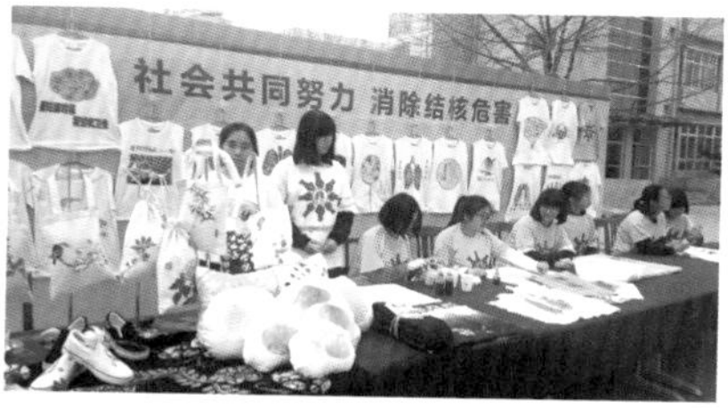

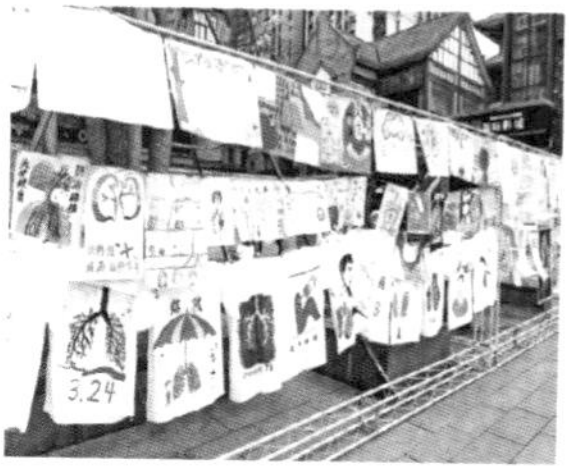

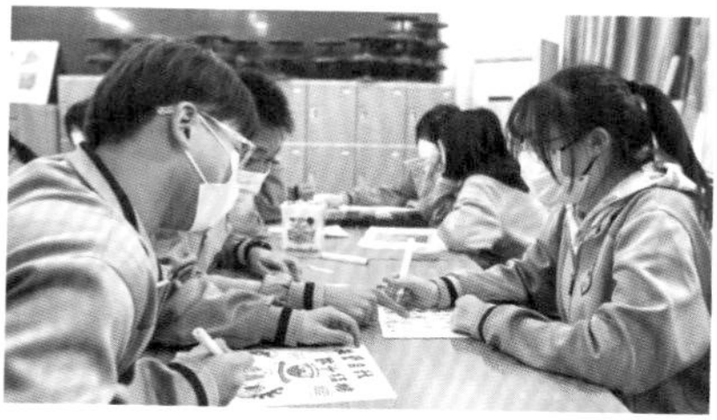

(7)**演讲比赛:**在某个单位、学校或行业系统内部,围绕结核病防治主题组织演讲活动,并评选出优秀选手。组织演讲比赛需要提前设置和发布比赛规则,包括主题内容、演讲时长、是否需要展示课件、赛制和评分规则等内容,要求参赛者在一定时间内自行查阅结核病相关知识、准备演讲内容,最终在特定的时间地点组织参赛选手、评委和观众集中进行比赛展示,并对优胜者进行表彰鼓励。

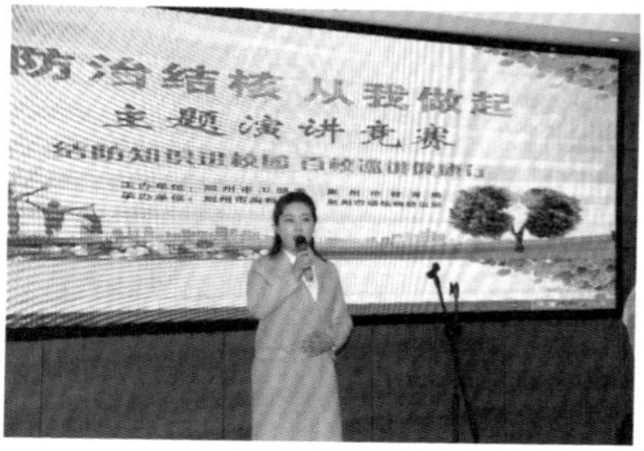

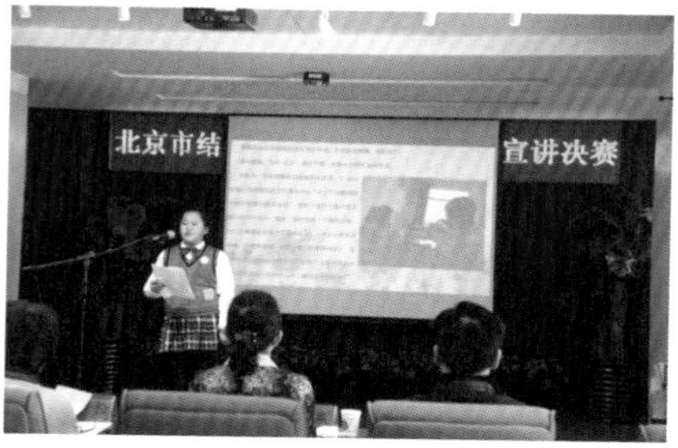

(8)**知识竞赛:**知识竞赛一般分两个阶段,赛前准备阶段和竞赛阶段。赛前准备阶段包括准备结核病知识题库,制订并公布赛制规则,组织参赛人员报名和进行知识学习等。竞赛阶段一般包括几个轮次,如初赛可组织网络或现场答题,具备一定得分的参赛选手入围复赛(决赛),复赛

（决赛）可包括必答题、抢答题、操作题、演讲题等不同类型，根据得分评选出优胜者。

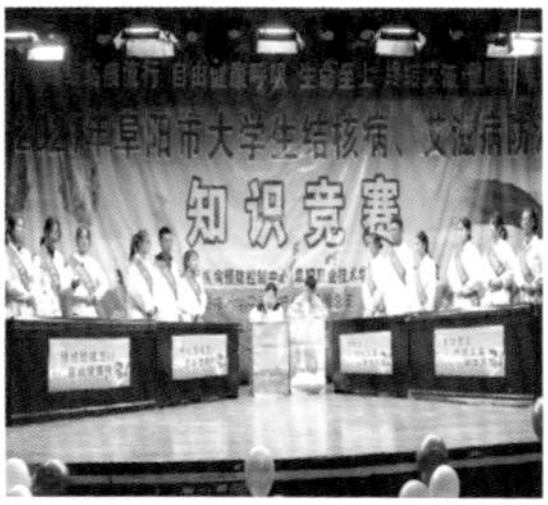

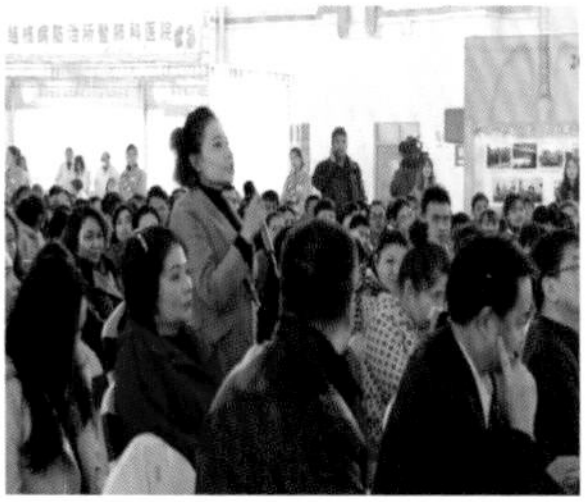

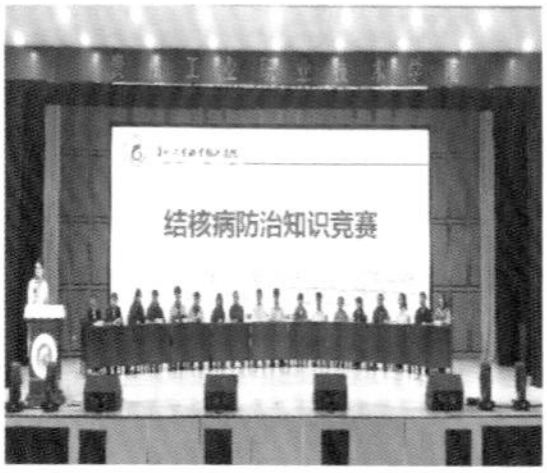

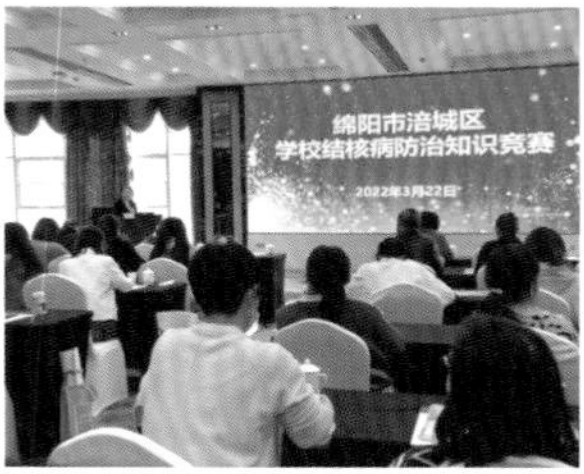

（9）**同伴教育活动：**同伴教育活动是指由大学生、治愈患者等担任同伴教育员，在其同类人群中开展小组讨论、宣传教育、咨询或心理支持等活动。大学生志愿者担任同伴教育员，可以通过班会小组讨论的形式宣传结核病知识，就某个校园结核病的案例进行讨论，引发同学们对结核病防治的关注和思考。治愈患者担任同伴教育员，可以通过病友宣教活动和QQ、微信等通信软件帮助病友解决治疗中面临的就医、服药、工作、生活等问题，在为其他患者提供支持方面发挥积极作用。

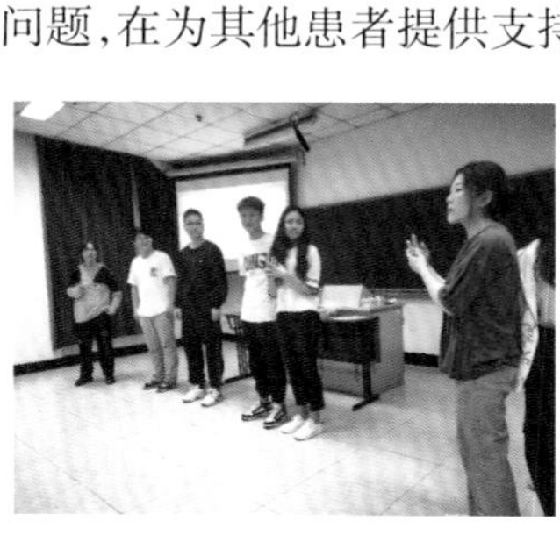

大学生同伴教育活动

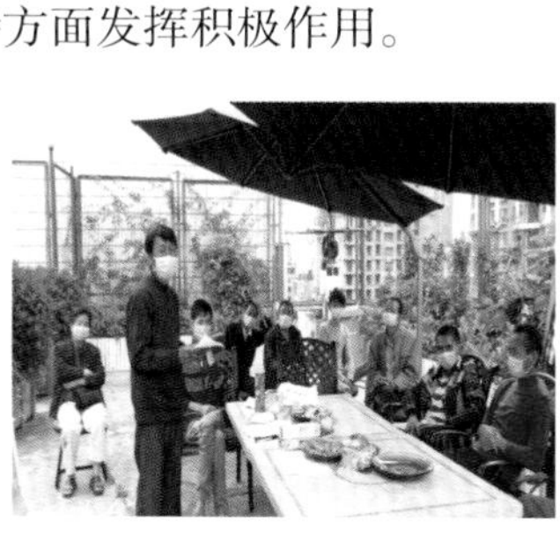

患者同伴教育活动

（10）**社区传播媒介宣传：**志愿者可以利用社区公共传播媒介吸引公众关注，传递结核病防治知识。这类传播媒介包括农村、学校、单位的内部广播，办公楼宇、公共交通工具的 LED 屏，社区街道、学校、医院等安置的公告板、宣传栏，张贴的海报、悬挂的横幅、标语等。利用 LED 屏等电子化媒介传播健康信息时，应注意视频的声音大小、播放速度快慢和字幕是否清晰，内容是否易于被受众接受和理解。利用海报、宣传栏、标语等时，须注意张贴布置的位置是否醒目、是否在群众的可视距离之内、是否处于遮风避雨处、是否便于保存等。无论何种社区传播媒介都需要定期更换，以免物料老旧或受众失去兴趣。

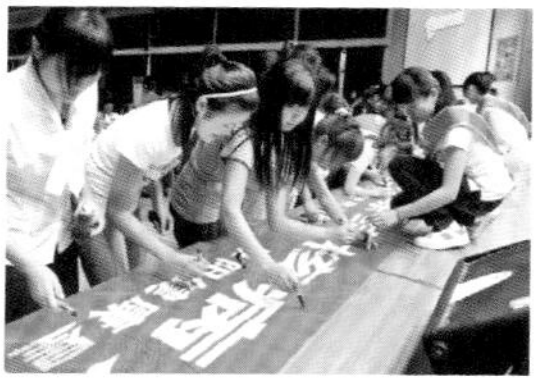
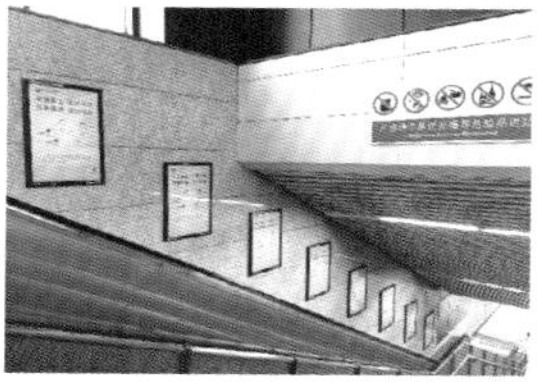
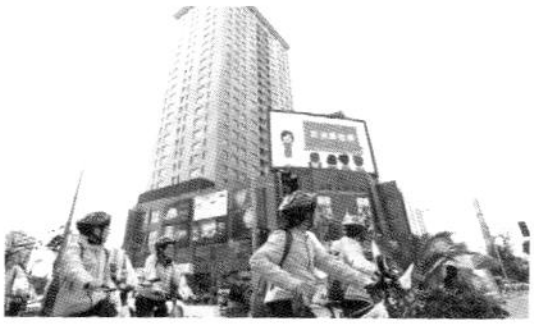
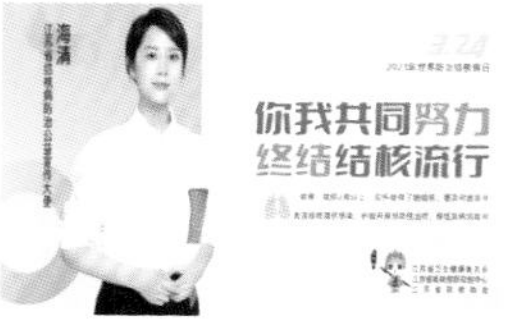
你我共同努力
终结结核流行
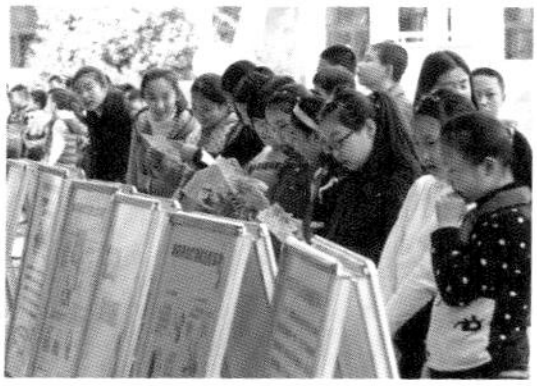
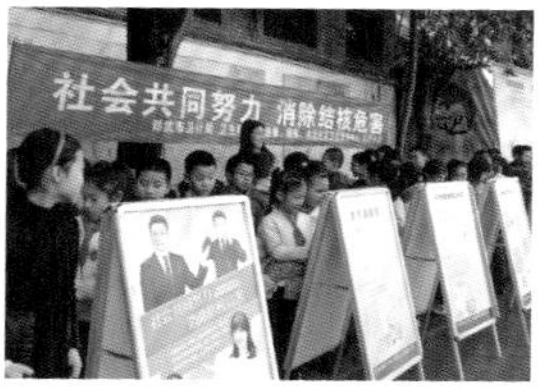
社会共同努力 消除结核危害
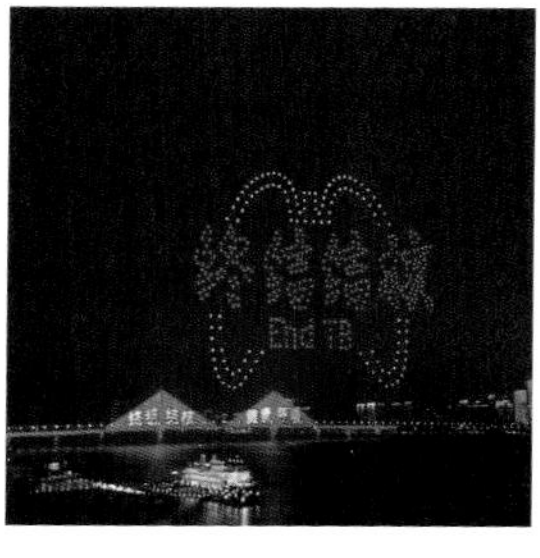
终结结核
End TB
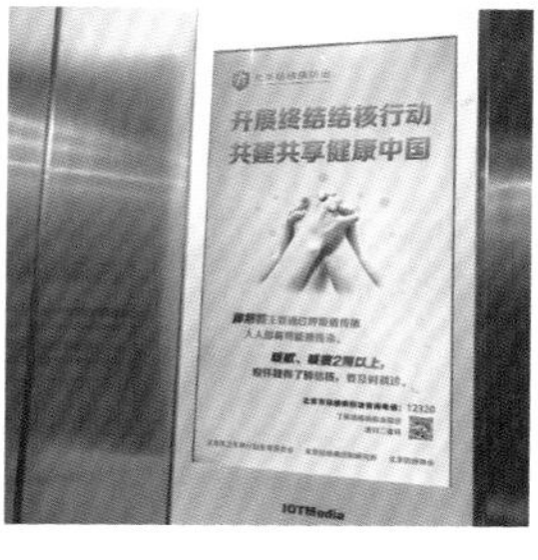
开展终结结核行动
共建共享健康中国

(11) **网络新媒体宣传**：现场宣传活动覆盖的人员往往有限，在互联网传播生态的当下，组织者可积极借助网络、新媒体等传播手段进行宣传，以扩大宣传辐射范围和影响力。

常见的网络媒体平台有微信公众号、微信朋友圈、微博、QQ 空间、校园网、抖音 / 快手短视频平台等。网络新媒体宣传根据内容来源可分为两类：一类是转发专业机构发布的健康信息和宣传材料，此类传播的信息相对科学、可靠；另一类是发布经加工或原创的信息和宣传材料。鼓励志愿者原创多种形式的宣传作品，但在进行新媒体作品创作时，一定要确保信息来源和作品的科学性、准确性，必要时可以聘请专业机构人员审定。

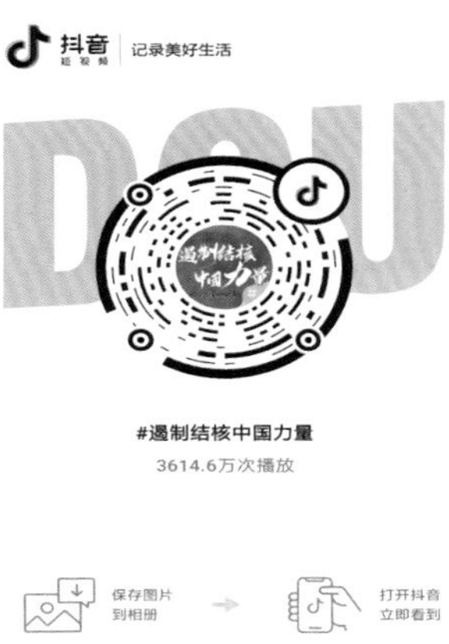

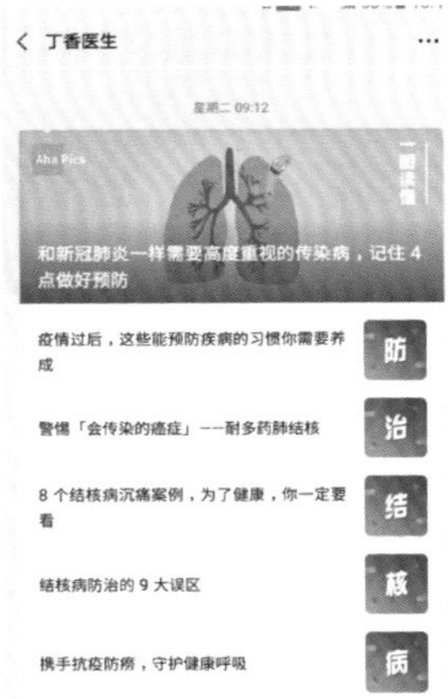

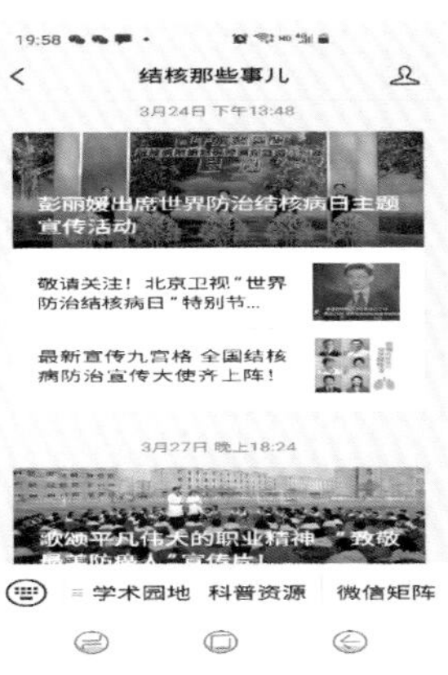

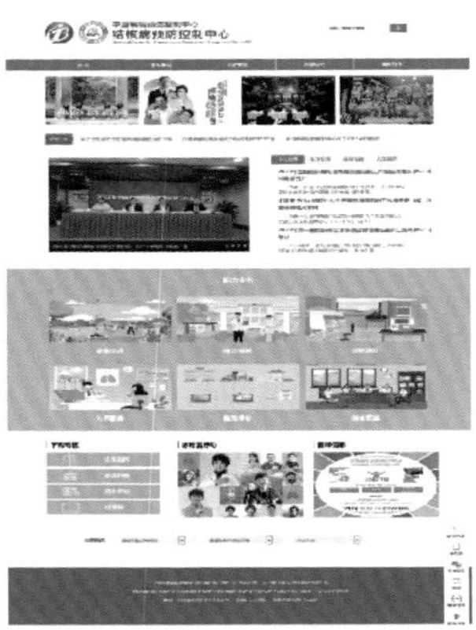

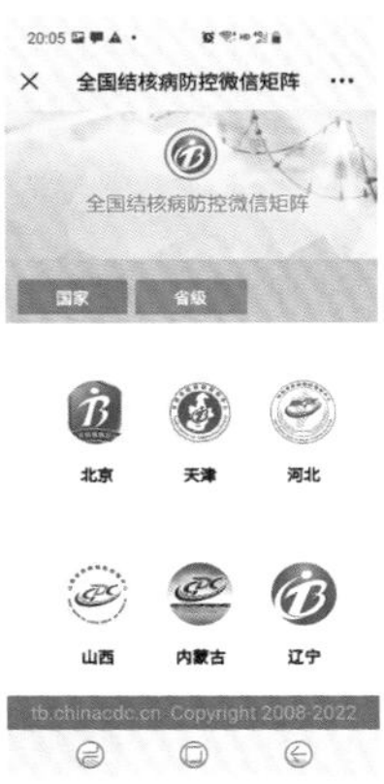

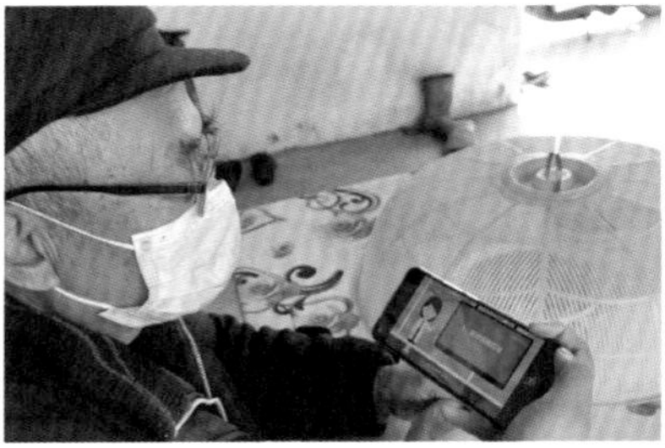

各类活动的对比

宣传方法	应用人群	适合场所	优点	缺点	注意事项
知识讲座	学生、企事业单位职工、社区居民	室内场所，如教室、礼堂、会议室等	知识密集度高，组织相对简单	形式比较单一	讲者的选择是关键
义诊咨询	社区居民、学生、老年人、流动人口	校园、企业园区、养老院、社区广场等	互动性强	对场地、设备和人员的要求比较高	须提前预估参与人员数量并设置相应的咨询人员和设备
文艺演出	学生、社区居民	礼堂、广场	形式新颖，寓教于乐	对场地、策划和组织能力要求比较高	保证传播的结核病知识科学准确，活动组织须考虑突发事件影响
骑行/健康跑	学生、社区居民	城市街道、户外公园、校园	参与度高	容易受天气、场地等因素影响	须通过外部宣传物料强调活动主题，扩大宣传影响，配合知识答题等活动提升科普效果
快闪	学生、社区居民	人流聚集的户外公共场所	形式新颖，参与度高	策划组织难度高	须通过外部宣传物料强调活动主题

续表

宣传方法	应用人群	适合场所	优点	缺点	注意事项
创意征集展示	学生、单位职工	校园、社区广场	形式新颖，参与度高	策划组织难度高	组织发动时最好能通过知识讲座或提供背景资料等方式，让参与者对结核病有所了解，以便激发灵感，产出更好的作品
演讲比赛	学生、单位职工	礼堂、会议室	知识密集度高，参与度高	策划组织难度高	邀请结核病专业人士对参赛选手进行指导，有助于提高活动质量
知识竞赛	学生、单位职工	礼堂、会议室	知识密集度高，参与度高	策划组织难度高	科学准确的题库是成功的关键，在决赛环节可以邀请结核病专家对内容进行点评和解读，提升科普效果
同伴教育活动	学生、结核病患者	学校教室、医院、QQ群、微信群	互动性好，有助于解决实际问题	须对同伴教育员进行选拔培养	同伴教育员须经过必要的培训才能发挥相应的作用
社区传播媒介宣传	各类人群	各类社区	宣传渠道方便易得，有稳定的受众	无	须根据社区媒介的形式选择合适的宣传材料

续表

宣传方法	应用人群	适合场所	优点	缺点	注意事项
网络新媒体宣传	各类人群	网络	不受场地限制，传播范围广	对内容策划有较高要求，发布平台须具有一定影响力	尽量采用“中国结核病防控健康教育资源库”中的材料进行宣传，自行开发的材料须确保内容的科学准确

3. 宣传材料的分类、获取和使用

宣传材料是结核病防治知识的载体，也是开展结核病防治健康宣传中必不可少的宣传手段和辅助工具。不同形式的健康宣传材料特点不同，各有优缺点，在使用过程中也有不同的适用范围。志愿者开展健康宣传时要学会合理地获取、选择和使用宣传材料，为其宣传活动增色添彩。

(1) **宣传材料的分类和特点**：常用的宣传材料可分为平面材料、音视频材料和实物材料三大类。

1) **平面材料**：一般指文字、图片等静态形式的宣传材料。传统的平面材料多为纸质印刷资料，如海报、挂图、折页（单页）、小册子、读本等。目前应用较为广泛的微信、微博图文也属于平面材料这一大类。这类材料具有信息量大，开发难度和制作成本相对较低，发放使用方便、快捷等优点，但对阅读者识字能力有一定要求。

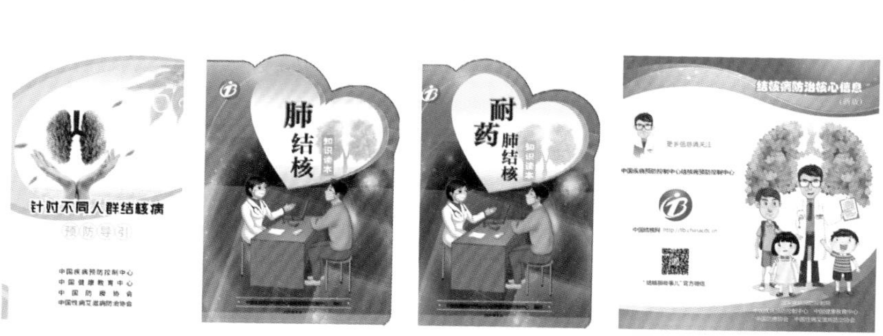

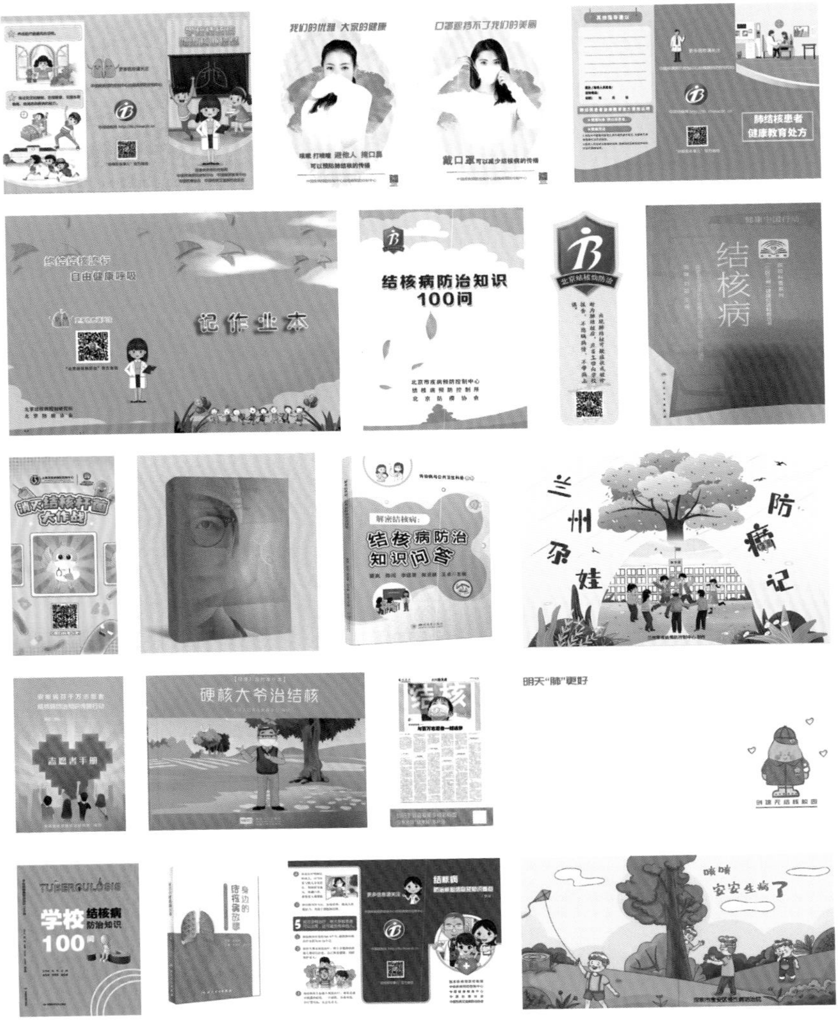

2）**音视频材料**：一般指音视频技术等动态形式的宣传材料，包括单纯音频材料，如广播、音乐、歌曲等，以及音视频混合材料。音视频材料根据形式可分为公益广告、微电影、新媒体短视频、动画片、专题节目、科普讲座、宣传片、文艺节目等。相比平面材料，音视频材料的开发难度和制作成本相对较高，对播放渠道和设备有一定要求，受众接触信息时间较短，不易深入理解，但另一方面音视频材料具有直观、形象、生动、感染力强、对受众文化程度的要求较低、覆盖范围广、传播速度快等优点。

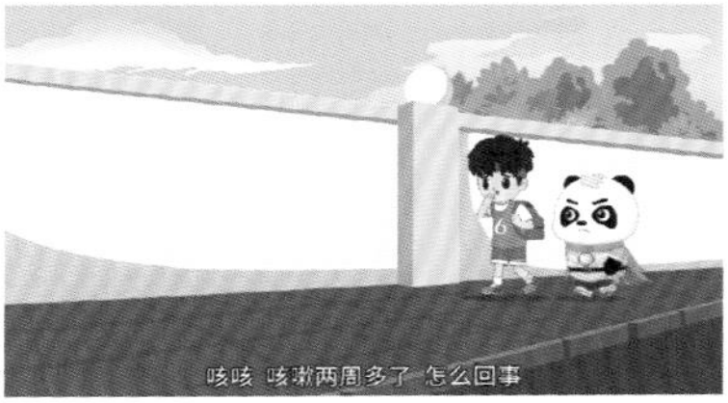
咳咳 咳嗽两周多了 怎么回事

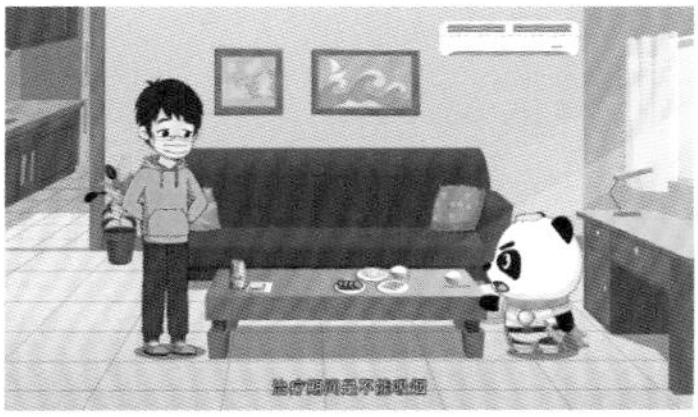

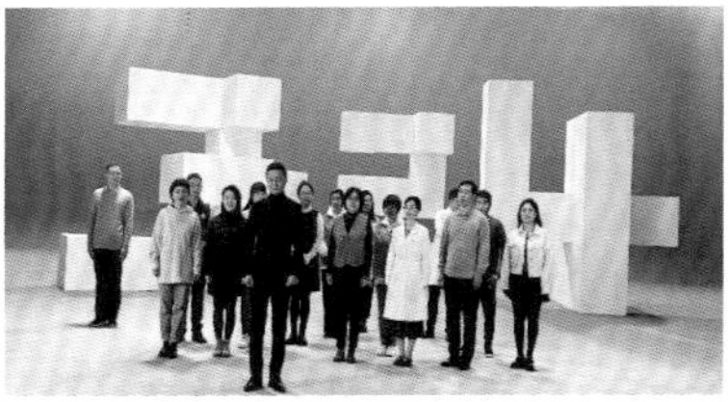

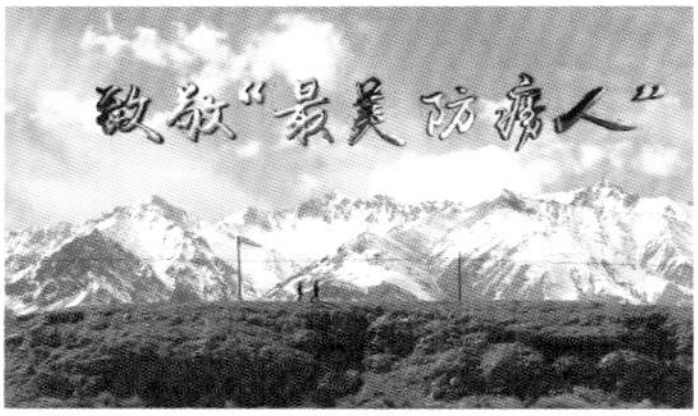
致敬"最美防痨人"

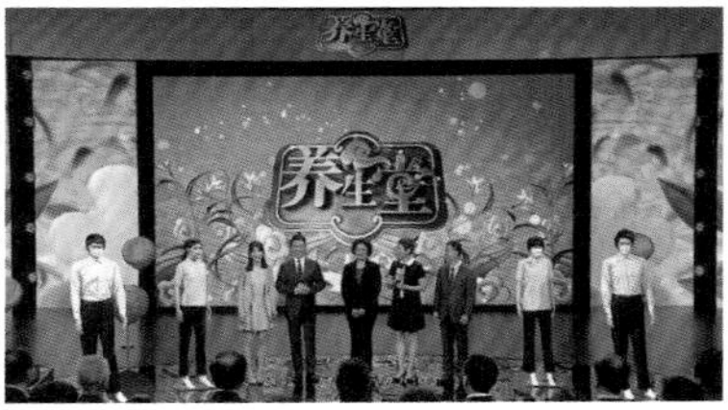
养生堂

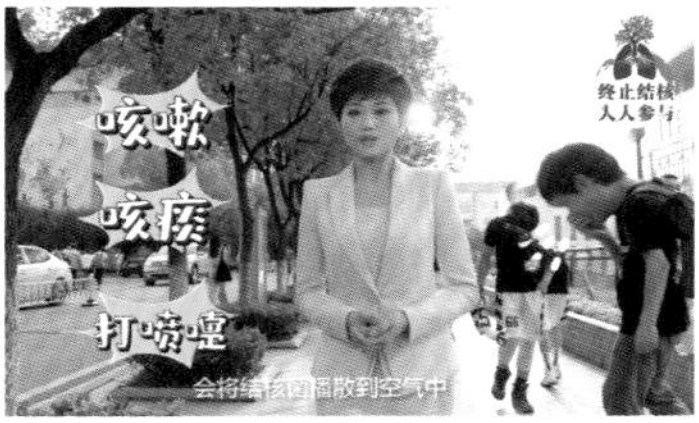
咳嗽
咳痰
打喷嚏
会将结核菌播散到空气中
终止结核
人人参与

3）**实物材料**：一般指附加了某些健康宣传信息的实用物品，常见的形式有围裙、扇子、纸杯、台历、年历画、雨伞、笔、本、鼠标垫、购物袋等。这类材料具有实用和传播健康知识的双重作用，多在现场活动中作为纪念品发放给宣传对象，以吸引和鼓励宣传对象参与互动。但因其承载知识信息量有限，而且制作成本较高，很难做到大范围发放。

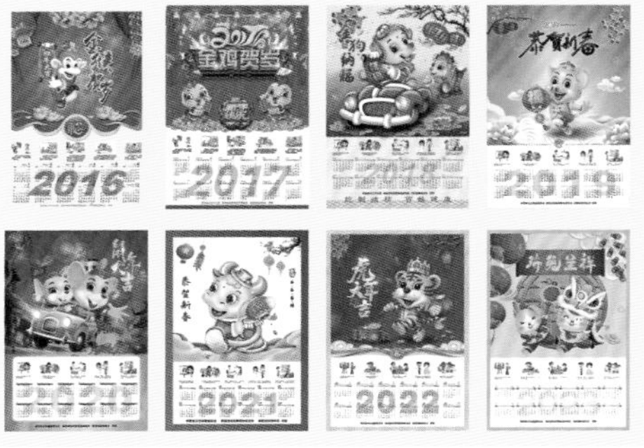
2016
2017
2022

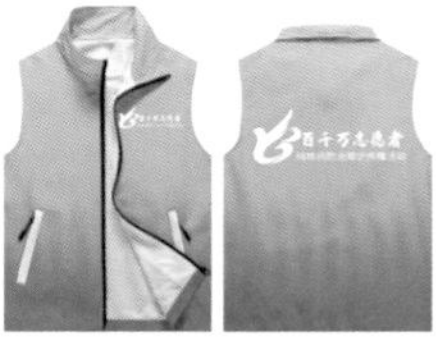
百千万志愿者
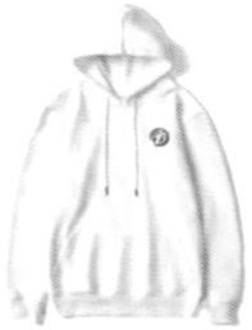
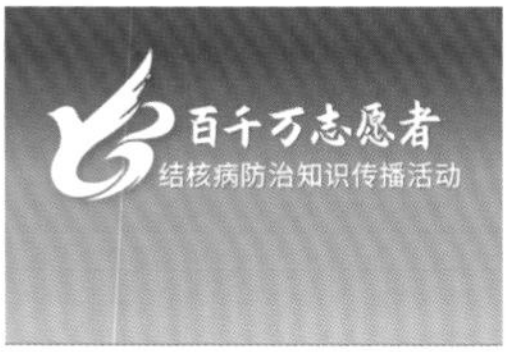
百千万志愿者
结核病防治知识传播活动
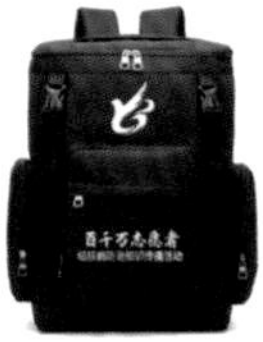
百千万志愿者
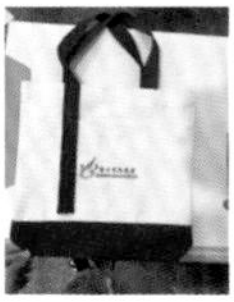
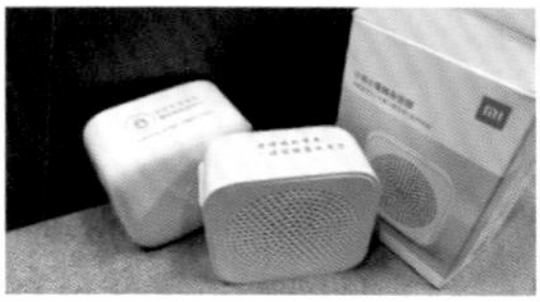
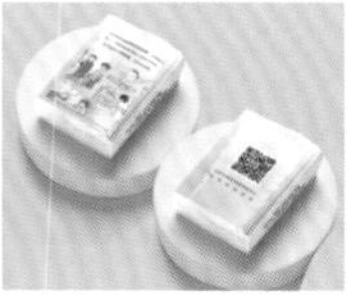
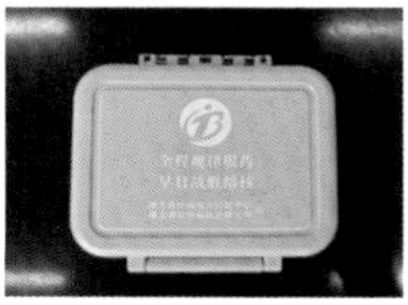
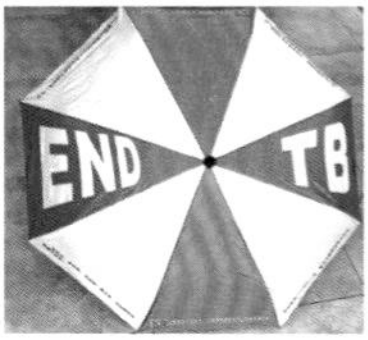
END
TB
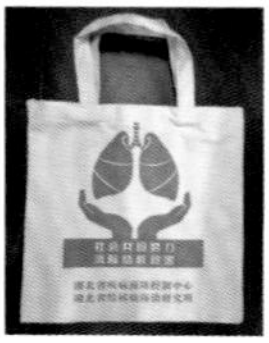
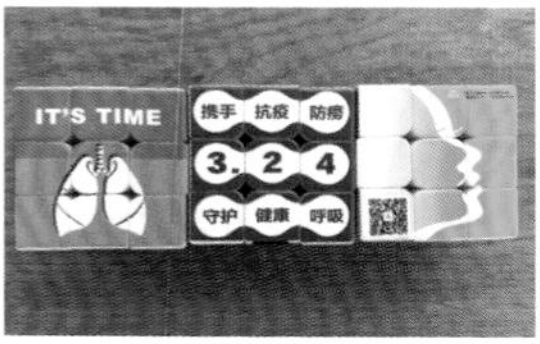
IT'S TIME
携手
抗疫
防痨
3.
2
4
守护
健康
呼吸
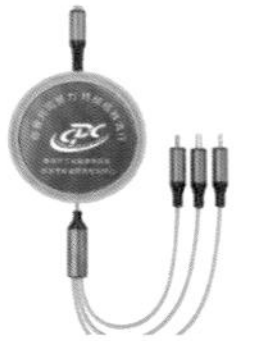
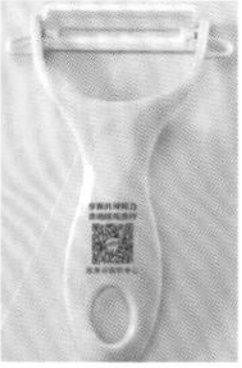
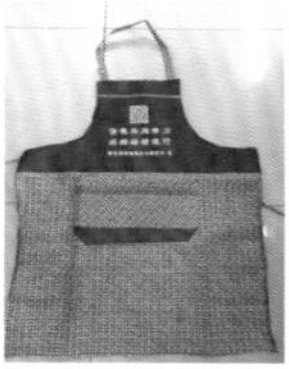
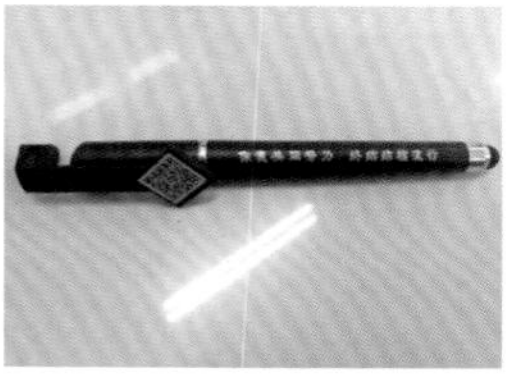
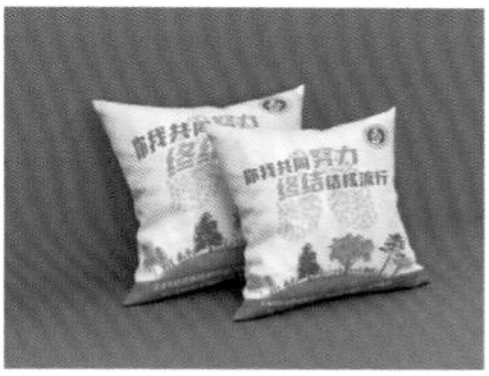
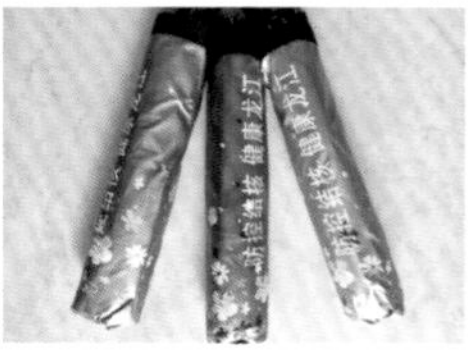
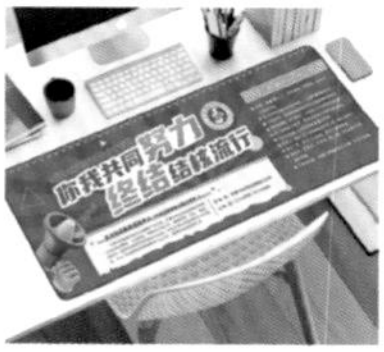
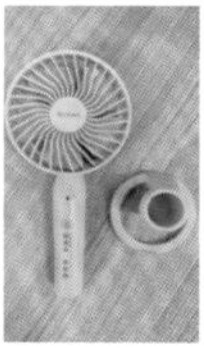
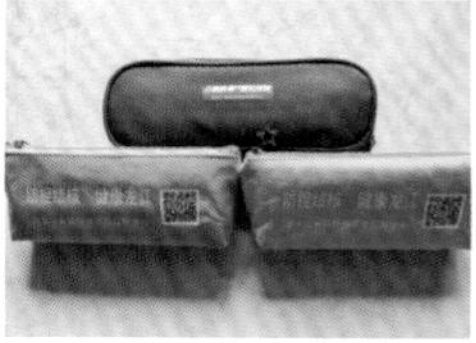
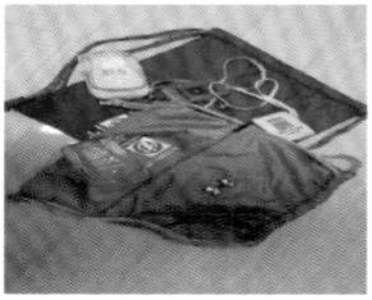
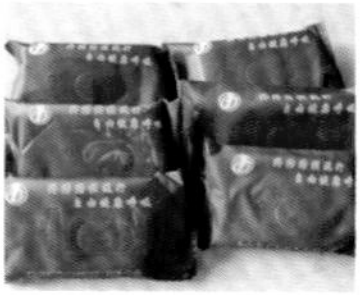
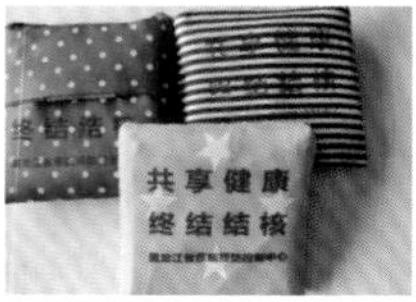
共享健康
终结结核
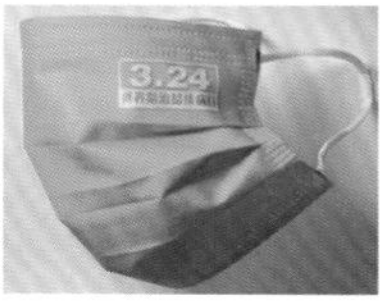
3.24
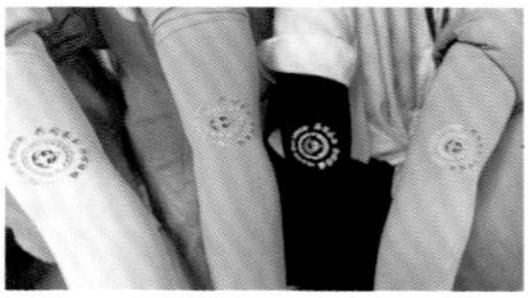
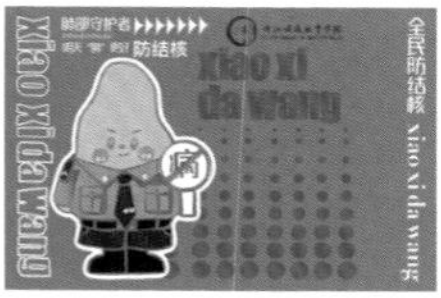
防结核
xiao xi da wang
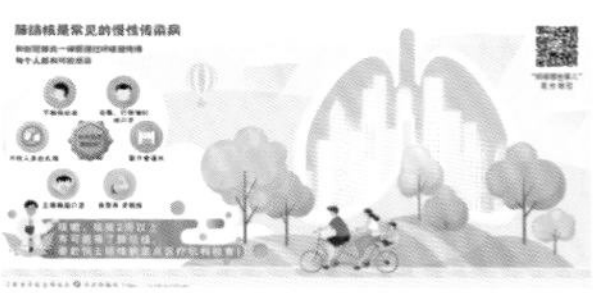

4）IP 形象：随着结核病防治健康宣传手段的日益丰富，IP 形象设计也崭露头角，在提升公众关注度、树立宣传品牌、拓宽传播渠道等方面发挥着积极的作用。

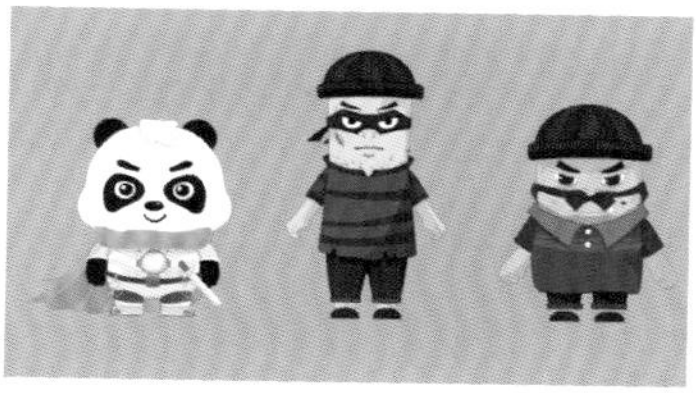

功夫结核、功夫侠和小邪菌（设计：中国疾控中心结核病预防控制中心）

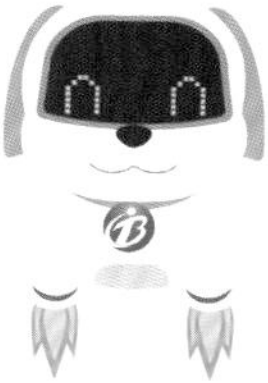

TB 狗（设计：浙江省疾病预防控制中心结核病预防控制所）

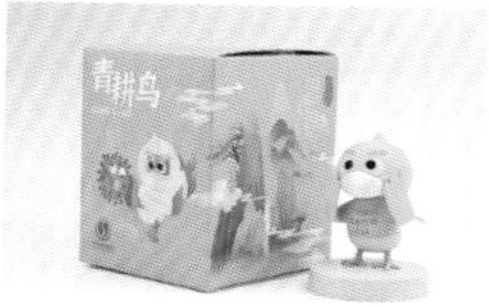

青耕鸟（设计：上海市疾病预防控制中心）

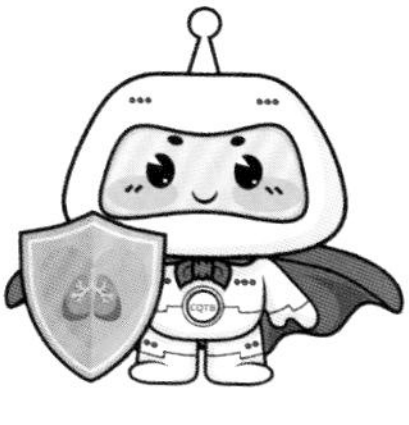

渝小核（设计：重庆市结核病防治所）

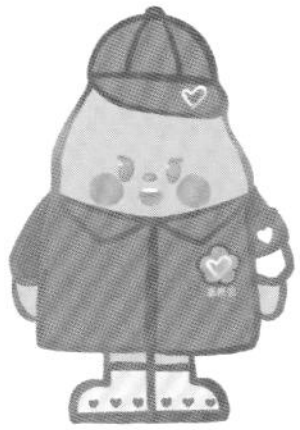

志愿者（设计：浙江建设技师学院青年志愿者协会）

（2）**宣传材料的获取渠道：**要保证宣传材料信息的科学性和准确性，志愿者应从官方渠道获取材料。常见的获取途径有以下几种。

1）由各级卫生健康行政部门发放或通过其网站下载。

2）由各级健康教育专业机构发放或通过其网站下载。

3）由各级结核病防治机构发放或通过其网站下载。

4）由其他公共卫生专业机构发放或通过其网站下载。

5）由辖区基层医疗卫生机构提供（社区卫生服务中心 / 站、乡镇卫生院、村卫生室）。

推荐网站：

国家卫生健康委员会：http://www.nhc.gov.cn/

国家疾病预防控制局：https://www.ndcpa.gov.cn/

中国疾病预防控制中心：https://www.chinacdc.cn/

中国健康教育网：https://www.cche.org.cn/

中国结核网：https://tb.chinacdc.cn/zgjhw/

推荐微信公众号：健康中国、国家疾控局、结核那些事儿、中国健康教育、结核帮等。

（3）**宣传材料的使用：**在实际工作中应根据健康宣传活动的目的、内容多少及难易程度，受众的年龄、文化特征以及经费情况选择不同形式的宣传材料。

1）**使用场合：**在组织讲座、培训、健康咨询和现场活动时，可以在会场及周边环境布置海报、展板、宣传栏等外围宣传材料，有助于营造活动氛围，吸引人员参与活动。活动过程中可以向参加人员发放传单、折页、小册子等平面材料和实物传播材料等，还可以播放公益广告、宣传片等视频材料。

2）**宣传渠道：**通过广播、电视、互联网等大众传播媒介开展宣传时，可以使用公益广告、短视频和以图片、视频为主的宣传材料，不宜采用文字量太大的材料。

3）**考虑受众的年龄：**不同年龄段人群的喜好不一，儿童和青少年群体喜欢看动画片，给老年人使用的宣传材料字体不宜过小、视频材料的播放速度不宜过快。

4）**考虑受众的文化程度：**如对文化程度较低的人群不适宜使用文字过多的宣传材料，适合采用音频、视频等易于理解的宣传材料。

（三）宣传活动的评估和总结

健康宣传活动的评估是指通过现场观察、访谈、问卷调查等形式对健康宣传活动的过程和效果进行科学性评价。一个完整、规模较大的健康宣传活动的评估通常包括需求评估、过程评估和效果评估三部分。需求评估在前面的“宣传活动的策划”部分进行了介绍，这里主要介绍过程评估和效果评估。志愿者在开展健康宣传活动时应该了解和掌握一些评估的基本方法和思路，然后结合活动的规模、人力、经费情况考虑评估的范围，评估最好在专业人员的指导下进行。

1. 过程评估

过程评估主要是对健康宣传活动实施过程中的一些关键指标进行观察和统计，一般包括健康宣传活动开展的次数、时长，活动覆盖的人数，发放的宣传材料种类和数量；网络新媒体宣传可以统计浏览量。过程评价还包括目标人群对活动的评价。

可以采用比较简单的评价指标进行评价。最常用的指标就是完成率，分子是实际完成数据，分母是计划要完成的数据。可以根据宣传活动的情况定义，例如发放宣传单就称为宣传单发放率，举办培训班 / 演讲即可称为培训班 / 演讲完成率，或者被培训人员 / 接受演讲完成率。目标人群的评价主要是通过问卷调查或定性访谈来实现，主要指标常采用满意度。

2. 效果评估

近期效果评价主要考察目标人群在接受健康宣传后知识知晓情况和技能掌握情况，采用的主要指标是结核病知识知晓率。中远期效果评估还包括态度、信念和行为改变情况等，采用的主要指标是正确的结核病认知态度（有肺结核症状应及时就诊，患肺结核应及时规范治疗等），行为改变（公众有症状的及时就诊率、就诊或陪诊人员口罩佩戴率、患者规律服药率等）。

3. 总结报告

健康宣传活动结束后要及时对活动过程进行汇总和记录，一方面记录活动过程、产出和效果，分析不足和总结经验；另一方面需要对签到表、物资发放表、活动日程单、照片、录像等痕迹资料进行留存，以便后续查阅。

三、百千万志愿者典型案例分享

（一）优秀志愿者

优秀志愿者案例 1

耐药患者贴心人　同伴志愿者果果

1. 背景

果果是湖北省一位治愈的耐多药结核病患者，她与病魔斗争的亲身经历和切身体会，促使她成为全职多耐药结核病患者的同伴志愿者。她通过自身经历指引和鼓励数千例结核病患者，帮助他们解决治疗中的难题，推动了湖北省同伴志愿者队伍的发展，统筹省级同伴志愿者的培训、管理。她本人曾获得国家级“志愿宣传员”称号，省、市两级都曾分别写过感谢信，感谢她在新冠疫情期间做出的突出贡献。

2. 主要做法

（1）**积极拓展同伴志愿服务：**果果全职开展同伴志愿服务工作，在武汉市、孝感市、荆州市、荆门市、咸宁市、宜昌市、恩施州 7 个地（市）均建立了 300 人以上的结核病患者微信群。她每日在群里发布结核病防治知识，分享自己的治疗经历，耐心回复每一位病友的疑问，陪同当地患者就医、复诊，协调解决患者治疗中遇到的难题，鼓励病友每日服药打卡、坚持治疗，陪伴 7 个地（市）大部分耐药结核病患者完成治疗。

（2）**开展一对一精准咨询：**在病友坚持不下去的时候，果果会对病友开展个性化的一对一沟通并定期回访，提醒他们定期复诊、按时服药，解答他们对疾病的各种疑惑，缓解他们的紧张情绪，提供同伴心理支持，尽己所能为病友服务。目前一对一咨询服务共帮助了千余名病友及其家庭。

（3）**疫情期间保障患者不断药：**2020 年初，新冠疫情突然袭来，武汉、荆州、荆门、恩施等地交通相继阻断，350 多名耐药结核病患者无法复查取药，面临断药风险。果果主动在各地耐药结核病患者关怀群里坚守，或帮助协调病友办理通行证自行就诊取药，或协调各地（市）疾病预防控制中心为患者取药，或求助省外定点医院支援，为湖北患者邮寄药物，最终保障了 350 多名耐药结核病患者无一人断药。

（4）**开展线下结核病防治知识咨询：**在定点医疗机构耐药病区，与病友及其家属面对面分享自己亲身战胜耐药结核病的经历，鼓励病友积极配合治疗、定期复诊，同时通过自身的经历告诉病友一些饮食营养注意事项，缓解药物不良反应的方法，以及定期查痰的重要性等知识。通过她的体会分享，病友也更愿意配合医生进行定期查痰和复查。

（5）**承担全省同伴志愿者的带教和培训工作：**果果承担全省的同伴志愿者带教、培训工作，以同伴志愿者与患者之间的同理心为纽带，建立人性化的人文关怀，增进医患关系，为患者提供最实用的医学专业知识，帮助患者树立治疗信心，增加患者服药依从性，提高患者治愈率。湖北省各地（市）已经拥有 20 余名同伴志愿者，果果正在进一步以她的影响力和温暖陪伴激励更多的同伴志愿者加入为结核病患者贴心服务的队伍。

优秀志愿者案例 2
中国好人榜好人　职工志愿者沈波

1. 背景

沈波，内蒙古铁路系统职工，曾 6 次荣获国家级“志愿宣传员”称号，获“中国好人榜助人为乐好人”“内蒙古自治区第七届助人为乐道德模范”“内蒙古自治区优秀禁毒志愿者”等称号，他带领的团队曾荣获国家级“志愿者团队”荣誉称号。他多年在鄂尔多斯市准格尔旗和呼和浩特市开展结核病防治知识传播活动，为公益事业投入 20 多万元，开展公益活动 600 多场，惠及群众 400 余万人次。

2. 主要做法

(1)**制作百千万志愿者活动宣传套装:**2015年,沈波根据自己开展活动的经验,制作了百千万志愿者行动工具包,工具包内容包括视频、课件、宣讲稿、活动方案等。2020年新冠疫情期间,他把预防新冠病毒感染的内容加入结核病防治知识课件中,将结核病和新冠病毒感染预防同步宣传。

(2)**推动内蒙古结核病防治形象大使宣传:**为了更好地宣传结核病防治知识,沈波积极推动并邀请内蒙古广播电视台新闻综合频道新闻天天看栏目主播、制片人王芸女士担任内蒙古结核病防治形象大使。他设计制作王芸大使的宣传材料,通过她的影响力推动内蒙古结核病防治知识的普及。

(3)**积极开展电视网络宣传:**沈波多次做客内蒙古广播电视台现场直播栏目,通过无线电波将结核病防治知识传播到内蒙古全区千家万户;他收集结核病患者案例,将案例编写成故事,让志愿者们通过网站、贴吧、美篇等各种网络形式进行转载宣传,通过故事案例宣传结核病的预防知识。

(4)**推进"百千万活动"进校园:**沈波组织志愿者走进呼和浩特市和鄂尔多斯市中小学校,通过组织填写知晓率调查表、讲座或宣讲、播放结核病防治视频、有奖问答、张贴条幅、张贴宣传画、发放宣传彩页等多种形式进行校园宣传;邀请外教走进薛家湾第三小学,用英语开展结核病防治知识宣传;对呼和浩特市200多所大、中、小学相关负责人开展"百千万活动"相关的培训;帮助指导西藏自治区阿里地区噶尔县门士乡小学、甘肃省武威市古浪县大靖沙河塘小学开展结核病防治知识宣传,并筹集2万元购买生活学习物资发给学生。

(5)**牵头成立百千万志愿者讲师团:**为更好开展志愿宣传,沈波在内蒙古芸公益协会成立了百千万志愿者讲师团,招募并培训200多名志愿者,最终确定89名结核病防治宣传员并颁发证书,让从事结核病防治知识宣传的志愿者做到持证上岗。

(6)**深入企事业单位、社区开展宣传:**沈波利用其自身志愿者身份特点,发动志愿者在其所在单位进行宣传,利用职工班前会、班中会、班后会学习时间进行宣传，同时通过各单位内部电视、楼宇广告在单位、楼宇、餐厅等处播放结核病防治知识视频。他还组织志愿者充分利用节假日人群聚集时段，在广场、公园开展宣传活动；在春节、3 月 5 日学雷锋纪念日、3 月 24 日世界防治结核病日或者其他赛事活动时，组织志愿者进行宣传。

（7）**开展特殊群体宣传：**沈波组织志愿者对养老院老人、空巢家庭老人、残疾人家庭成员进行慰问，让他们了解结核病防治知识。他走进内蒙古第一女子监狱，为 1000 多名在押服刑人员普及结核病和丙肝防治知识，利用“乡风文明”大行动契机，带领多名志愿者走进呼和浩特市部独利村、鄂尔多斯市准格尔旗龙口镇、准格尔旗薛家湾镇湖东社区等农村偏远地区为村民和社区居民服务，一边为他们提供义诊服务，一边给他们讲解结核病防治知识。

（8）**开展创意宣传活动：**沈波积极创新，自主开发设计手机 APP 拼图游戏宣传结核病防治知识。在世界防治结核病日主题宣传期间，他在呼和浩特市大召广场组织开展老少皆宜的“消灭结核菌　全民大作战”飞镖比赛。他组织志愿者穿上卡通人物熊大、熊二、光头强道具服拍摄宣传视频。他邀请著名歌手蒙克两次参加“百千万活动”，通过名人效应扩大宣传效果。

（9）**指导其他公益组织开展志愿宣传：**沈波帮助呼伦贝尔爱心公益协会、通辽科尔沁志愿者协会开展“百千万活动”，手把手教授如何在校园、社区、广场、乡村和网络开展宣传活动。呼伦贝尔爱心公益协会连续两次荣获国家级“志愿者团队”的荣誉称号。

（10）**培育校园宣传小讲师：**沈波在准格尔旗积极培养校园小讲师，利用假期对十几个中小学的 100 多名学生进行培训，教授学生如何在校园开展“百千万活动”。校园小讲师利用学校主题班会时间，开展防结核、防艾滋病、防乙肝、禁烟、禁毒等方面的主题讲座、有奖问答等活动，带动校园防病宣传教育，取得了良好效果。

优秀志愿者案例 3

萤火之光聚炬成阳　校医志愿者任新荣

1. 背景

任新荣是河北省保定市唐县实验中学的一名校医，学校德育处副主任，保定市十六届人大代表，担任校医 15 年，做保定市结核病防治志愿者 5 年。她先后在唐县开展线上、线下结核病防治知识传播活动 400 余次，惠及群众数十万人次。曾荣获“唐县巾帼志愿者”、市级结核病防治工作“先进个人”、省级“结核病防治志愿宣传员”等称号，3 次荣获国家级“志愿宣传员”称号，四次参加国家级、省（区、市）级志愿者经验分享。

2. 主要做法

（1）**成立唐县实验中学百千万志愿者宣讲团**：为了做好学校 3000 余名师生及其家庭的结核病防治宣传工作，任新荣培训班主任和健康小卫士，并以此为抓手，负责各班学生及其家庭的结核病防治宣教工作，做到以 1 覆盖 60 位班主任、以 60 位班主任覆盖 3000 余家庭，努力使宣传效果不断扩大。

（2）**丰富校内宣传形式**：任新荣组织学生观看结核病防治宣传展板、宣传栏、宣传视频，鼓励学生进行力所能及的结核病防治黑板报、手抄报、绘画、软笔作品、科普小视频、快板书等的创作；走进课堂开展结核病防治知识主题班会；组织学生默写《学校结核病防治核心知识》，开展旗下宣讲；组织师生千人签字仪式，帮助树立“预防结核、终结结核，从你我做起、从现在做起”的决心和责任；组织师生参加结核病防治知识竞赛，帮助师生巩固知识，内化于心。

（3）**深入社区开展宣传**：任新荣组织志愿者充分利用节假日人群聚集时段，在广场、公园、超市、商场、社区等开展志愿宣传活动，让更多人了解结核病防治知识。

任新荣走到哪里就将结核病防治知识宣传到哪里。2019 年 9 月，其父亲生病在老家邢台住院，她就将结核病防治知识宣传到了邢台市人民医院的病房，让更多的老年患者正确认识结核病。她还将结核病防治知识宣传到邢台市第三中学及附近社区的居民。

（4）**开展特殊群体宣传：**任新荣组织志愿者在养老院和医院对患者开展宣传。她带领志愿者走进工地、消防救援大队，为工地工人、消防救援大队消防队员送去温暖、送去结核病防治知识。

（5）**带动全县教育系统开展结核病防治宣传：**为了做好全县教育系统结核病防治宣传工作，任新荣以传染病防控培训会为契机，对全县学校及托幼机构主管卫生工作的领导进行结核病防治知识培训，以校医优势，以一人带动一校、以一校带动百校，让结核病防治知识进课堂，让全县教育系统的结核病防治宣传成为常态，同时辐射家庭和亲朋好友。

（6）**成立向阳小卫士防治结核志愿服务队：**2023 年 6 月底，任新荣成立了向阳小卫士防治结核志愿服务队，发展学校老师及社区卫生服务站护理人员为志愿者，更好地开展学校及社区结核病防治宣传。

（7）**八维宣传，拓展覆盖：**任新荣将结核病防治知识改编成大众喜闻乐见的快板书、歌曲、相声等形式，再通过微信、快手、新浪微博、唐县发布、QQ 空间、视频号、美篇、抖音等八维平台进行宣传。在工作中，任新荣还用美篇时刻记录并转发自己的结核病防治宣传心得体会，以期感染更多的人加入结核病防治志愿宣传队伍。她先后制作了 110 多个结核病防治健康教育美篇，美篇总阅览量 19 万余次，影响积极广泛。

（8）**相互学习，一起向未来：**任新荣以自己的影响力带动河北沧州、邢台，广西桂林等地的医务人员和校医同仁们通过网络分享结核病防治工作经验和体会，互帮互助，共同探讨交流结核病防治宣传经验。一个人可以走得很快，但一群人才可以走得更远，任新荣用她的初心，感染着越来越多的人加入结核病志愿宣传队伍。

（二）优秀志愿团队

优秀志愿团队案例 1——同伴志愿者团队

"五七天地"无欺不弃

1. 背景

在云南省疾病预防控制中心和云南省防痨协会的大力支持下，"五七天地"结核病志愿者团队于 2013 年 12 月在云南省成立，同名的网络咨询交流平台同时开通。"五七天地"结核病志愿者团队成员包括在治和已治愈的结核病患者 / 家属、同伴志愿者、医务人员、疾控 / 结防工作人员。五七音同无欺、不弃，意指"真诚交流，没有欺骗；坚持治疗，不放弃"，彰显了"无欺不弃"的团队核心理念。"五七天地"的事迹登上世界卫生组织网站，团队 2 次荣获国家级"志愿者团队"荣誉称号，同伴志愿者徐兴华被评为全国首届"最美防痨人"，并在 2021 年第 52 届世界肺健康联合大会上分享了中国志愿者工作经验。2021 年 6 月 7 日，世界卫生组织结核病 / 艾滋病防治亲善大使彭丽媛教授在世界卫生组织"结束艾滋病人因结核病死亡：提升势头"视频会议上讲述了徐兴华的故事。

2. 主要做法

（1）**营造有利于发展的环境**：通过大湄公河次区域耐多药结核预防与管理（CAP-TB）项目与结核病定点医疗机构 / 疾病预防控制中心合作，开发出了有利于同伴志愿者参与的支持性环境，并通过季度工作组会议主动与招募的同伴志愿者沟通其关注和需求，促进同伴教育开展。与百度肺结核贴吧合作，在 CAP-TB 项目点之外宣传以患者为中心、同伴参与的方法和经验。

（2）**开展专业技术培训**：CAP-TB 项目及合作单位为可以开展现场工作的同伴志愿者提供相应的业务培训及场所等支持，组织了国内首次以结核病同伴志愿者和患者关怀草根组织为主的参与式培训研讨会。

（3）**参与程度自由选择**：鼓励同伴志愿者根据自己的特长、爱好、个人经验、可接受的参与形式及时间来参与患者关怀工作。这样，无论是在治患者还是已经重返正常生活的治愈患者，无论文化程度高低、语言表达能力强弱，每个人都有自己的用武之地。

（4）**服务形式灵活多样：**志愿者赴耐药结核病定点医院、深入社区或通过在线形式为患者提供一对一咨询和/或小组教育活动，为住院患者提供每日面视下督导服药和治疗依从性支持；住院患者或家属为新入院或无人照顾的患者提供引导与帮扶；同伴志愿者为需要帮助的老年人或其他住院患者充当健康导航员或看护者；治愈患者有空时在网络交流群或医院主办的患者小组活动中分享自己的治疗经验。在云南，“五七天地”还管理了一个由当地爱心企业资助的奶粉捐赠项目，以支持受结核病影响家庭的幼儿。

（5）**新冠疫情期间作用凸显：**在2020年新冠疫情暴发期间，由于封控和医护资源紧缺，部分耐药结核病患者存在断药的风险。在云南省、湖北省等省疾病预防控制中心以及结核病定点医疗机构的支持下，“五七天地”的同伴志愿者通过微信、QQ、电话与患者保持密切联系，一边安抚患者情绪、提供心理支持，一边收集并反馈患者的复查结果、治疗方案及药物存量等信息，协助医务人员完成购药、寄药、送药等工作。

（6）**探索社区关怀服务：**2020年以来，在云南省和昆明市疾病预防控制中心的支持下，“五七天地”建立了结核病随访关怀工作群，志愿者团队以“入户家访为主、电话随访为辅”的方式为昆明市主城区400余名结核病患者提供了结核病社区咨询关怀服务，最大限度地追回了依从性不好或自行停药的患者，使其能够规范完成全疗程治疗。初步建立了“社会组织+疾控中心+社区卫生服务中心”的结核病随访关怀模式。

（7）**社区多样化宣传：**自2020年以来，“五七天地”深入社区，与社区卫生服务中心开展大众结核病知识的宣传活动，采用现场结核病知识咨询、有奖问答、发放结核病宣传材料等方法，增进了大众对结核病的了解，增强了大众自我防护意识，减少了大众对结核病患者的歧视。

（8）**模式推广与拓展：**截至2023年6月，全国有22个“五七天地”微信/QQ群，群成员超过8000人，云南省有6个州（市）已建立起了当地的“五七天地”关怀群，开展线上咨询、预约复查、不良反应处理、营养咨询等服务。

优秀志愿团队案例 2——同伴志愿者团队

百度肺结核贴吧 结核病患者的心灵家园

1. 背景

百度肺结核贴吧是以结核病防控为主题的贴吧。吧主颜小东曾是一名重度肺结核患者，一度因病情严重卧床而生活无法自理，一侧肺几乎坏死，仅剩另一侧肺正常工作，经过两年积极治疗，最终治愈。

2011 年，还在肺结核治疗中的颜小东在百度上建立起肺结核贴吧。百度肺结核贴吧是由志愿者自发组织并管理的网络社区，致力于健康宣教、服务社会、病友帮扶和关爱行动。截至 2023 年 6 月底，注册关注会员达 11.4 万人，发帖信息总量 1100 万，曾连续 6 次荣获国家级“志愿者团队”荣誉称号，吧主颜小东多次应邀参加国家“3·24”世界防治结核病日主题宣传活动，被评为全国首届“最美防痨人”。贴吧多年来受到社会各界高度认可，成为最大的结核病交流互助平台。

2. 主要做法

（1）**同伴交流，树立信心：**在贴吧这个网络平台上，病友们每天互相交流病情，互帮互助，贴吧就像一个充满温馨和友爱的小家庭。贴吧的志愿者都是一些治愈的结核病患者，他们通过现身说法，在网上与病友交流治疗经验，不断鼓励结核病患者，帮助他们树立面对疾病的信心。

（2）**制作科普，分享知识：**贴吧志愿者搜集整理制作了大量优秀结核病科普材料（如《与结核有关的岁月》吧刊、《结核病励志宣传视频》、《世界结核病日宣传特刊》、《结核病拜年视频》、结核病宣传科普手机 APP 客户端等），为广大病友和家属分享结核病防治知识。随着新媒体应运而生，贴吧的志愿者们顺应时代发展趋势，在抖音平台发布制作结核病科普系列短视频，向病友和社会传递温情关爱与健康知识。

（3）**专业医生，答疑解惑：**在贴吧这个心灵家园里，除了有结核病患者，还有医务工作者，他们看到肺结核贴吧的报道，纷纷来到贴吧热心帮病友答疑解惑。贴吧还邀请西安市胸科医院的专家，通过抖音直播方式，开展心理和治疗指导，新颖的互动方式受到病友和家属的喜欢和认可。

(4) **贴吧联谊，丰富生活：**贴吧志愿者还组织各种在线聚会，如举办“结核病网络春晚”，举行“七吧联谊暑期病友才艺展示大赛”，病友联谊的大型线上互动活动（包括与白血病、心脏病、艾滋病、强直性脊柱炎、红斑狼疮、气胸等疾病的病友）20余次，既丰富了养病生活，还普及了结核病知识。

(5) **公益宣讲，传播科普：**为了扩大结核病知识普及面，肺结核贴吧的志愿者自筹物资，走访西藏、四川、陕西、山东等地开展结核病公益行，沿途为当地群众讲解肺结核预防知识和国家的治疗政策，还为藏族居民提供了藏语结核病防治宣传册，提高人们对结核病的知晓率。在太原、成都、威海等市联合当地疾病预防控制中心的工作人员、大学生一起举行结核病防治宣传活动，为学校结核病防控工作贡献了力量。

(6) **经济救助，渡过难关：**耐多药结核病患者王某因病重无钱医治，曾有轻生念头，肺结核贴吧的志愿者们得知后在第一时间对其进行心理疏导，并在两天之内捐款2万余元予以救助，同时鼓励其树立信心、战胜病魔。经过规范治疗，王某的结核病得以治愈。这些年，肺结核贴吧志愿者为6位家庭困难的病友提供了经济帮助，帮助他们渡过难关，治愈疾病，最终回归正常工作和生活。

(7) **倡导社会，关注结核：**在多个媒体平台，吧主根据个人的抗病经历，并结合我国肺结核的现状以及结核病患者治疗面临的实际困难等，多次发表主题演讲，呼吁大家支持理解患者，消除社会歧视，关心关爱结核病患者。吧主还应邀参加结核病防治的国际交流活动，曾赴曼谷参加家庭健康国际组织（FHI）和美国国际开发署（USAID）组织的结核病关怀服务主题会议，在会上同乌克兰、南非、巴基斯坦、印度等国家参会代表进行现场交流。

优秀志愿团队案例 3——大学生志愿者团队

安徽师范大学新雷锋青年志愿者协会

1. 背景

安徽师范大学新雷锋青年志愿者协会成立于 2007 年 11 月 15 日，挂靠于安徽师范大学经济管理学院，由校社团联合会统一管理。从 2015 年开展结核病防治知识宣讲主题活动，到开展学生班级“跑班”、学生宿舍“跑寝”微宣讲，再到携手老兵到乡村和社区上门宣讲，协会连续九年与芜湖市疾病预防控制中心、校医院携手，立足校园，面向社会，广泛发动在校大学生关注、了解、学习结核病防治知识。社团连续三年荣获国家级“志愿者团队”荣誉称号，连续六年获“安徽省百千万志愿者结核病防治知识传播活动大学生志愿者团体培育计划”一等资助，获第三届全国“最美防痨人”集体表彰，并作为全国唯一高校志愿者团队代表受邀前往北京参加 2023 年世界防治结核病日主题宣传活动。

2. 主要做法

(1)**志愿服务“清单化”**：协会主动联系学校、社区开展志愿服务需求调研，列出协会可以提供的志愿服务项目清单。从需求清单到项目清单，是志愿服务活动思路的转变，更是新雷锋青年志愿者践行雷锋精神时代化和常态化的体现。志愿者在芜湖市疾病预防控制中心、校医院指导下制作多类型课件，根据服务清单，从校园到社区、从学生到居民，持续开展多种形式的结核病防治志愿服务活动。

(2)**宣讲活动出“实招”**：协会将结核病防治宣传与服务社会相结合，聚焦结核病防治知识宣讲质量参差不齐、宣讲志愿者唱“独角戏”、受众入耳不入心等问题，在宣讲传播活动形式的优化、提能、升级上出“实招”。面对高校在校生，协会组织学生志愿者“跑班”“跑寝”，走进每一个班级、宿舍，运用主题微宣讲、知识问答、模拟互动体验等方式解答了校园结核病防治知识覆盖“最小单元”“最后一公里”的问题。抓住新生入学报到这个时间节点，在入学军训期间开展“结核病防治知识你问我答”“结核病防治知识——学长学姐来答疑”等活动。暑期将结核病防治知识宣讲与“三下乡”社会实践活动相结合，协会长期以来与芜湖市繁昌区新林村建立了良好的合作关系，并成立了繁昌区新林小学暑期社会实践基地。面对中小学生，志愿者抓住学生思维比较活跃、容易接受新鲜事物的特点，制作了防范结核病表情包，开展“结核病防治知识你问我答”“结核病防治知识——哥哥姐姐来答疑”等活动。面对社区和乡村居民，志愿者们主动联系退伍老兵，借助退伍老兵社区威望，结合开展“菜单式”志愿服务活动，“上门”宣讲结核病防治知识，使结核病防治知识宣讲更加贴近居民。

9 年来，从校园到社会，从学生到居民，协会结核病防治知识宣讲活动累计受众近万人，参加宣讲活动的学生志愿者近千人。

（3）**党建领航“新雷锋”：**安徽师范大学经济管理学院党委在新雷锋青年志愿者协会建立临时党支部，选聘教师党员担任社团指导教师，由学生党员担任社团负责人，将党建工作融入社团建设。实施 1+1+N 工作法，社团每月开展一次政治理论学习、一次结核病防治知识宣讲志愿服务活动分享交流，拓展 N 个结核病防治知识宣讲活动载体形式。在党建领航下，协会工作呈现专业化、特色化、多元化发展态势，形成了“党建领航、‘新雷锋’社团凝聚、融合发展”新格局。

优秀志愿团队案例 4——大学生志愿者团队
青岛科技大学红十字会学生分会

1. 背景

青岛科技大学红十字会学生分会（以下称红会）成立于 2006 年 5 月，隶属于青岛科技大学校团委社团管理部，是面向全校学生开展人道主义活动及相关工作的公益性学生组织，同时接受青岛市红十字会和青岛科技大学校医院的指导。

2008 年，山东省在青岛科技大学启动了“构建无结核病和谐校园”项目工作；2012 年 3 月，青岛科技大学在青岛市率先启动了“百千万志愿者结核病防治知识传播活动”，成立了青岛科技大学红十字会百千万志愿者团队，在校园内外组织开展了一系列丰富多彩且富有成效的结核病防治知识宣传活动。该团队先后4次获国家级“优秀志愿者团队”荣誉称号，1人获得国家级“志愿宣传员”称号；团队5次获得省级优秀志愿者团队，27人获得省级优秀志愿者称号。

2. 主要做法

（1）**推进学校建立结核病防控工作宣传教育阵地：**2008年学校启动“构建无结核病和谐校园”项目，成立领导小组，建立健全了纵、横两条活动网络：学校-学院-班级-宿舍，使防控工作从学校到学生通过网络串起一条线，上下直通，突出结核病防控工作的一贯性和延续性；校医院-各相关部门，投入人力物力，开展患病师生救助、密切接触者心理干预等工作。项目活动包括成立宣讲团，对结核病等呼吸道传染病防治知识进行宣传；充分利用网络、板报等形式宣传结核病防治知识；开展师生结核潜伏感染筛查，建立和完善患病学生和预防性服药学生的档案；对宿舍等重点场所进行改造，增加场所空气流通，预防呼吸道传染病传播；开展爱国卫生运动，清理卫生死角，保持环境卫生，阻断结核病在校园内的传播。项目的实施为百千万志愿者活动打下了良好的工作基础。

（2）**组织开展校园防控结核病主题宣传月活动：**红会连续10年组织开展世界防治结核病日主题宣传月活动，相继开展了预防肺结核活动月优秀宿舍评选、肺结核专题手语课堂、自制海报展览、“抗结核，正青春”社会实践调研、“绿植大战结核菌”、专家健康教育大课堂、趣味有奖知识问答等活动，有效提高了大学生的参与积极性，促进了结核病防治知识在校园内的传播。

（3）**连续4年承办校园防控肺结核宣传月闭幕式晚会暨志愿者表彰大会：**通过文艺表演、情景剧演出、志愿者表彰、宣传横幅等形式，向与会师生宣传结核病防治知识，学生志愿者、获奖学生志愿者代表、红会社团成员及每年的新生共计3000余人参加现场活动。持续的活动为学校营造了良好的健康宣传氛围。

（4）**组织青岛市多所高校大学生开展结核病防治知识竞赛：**2017年，红会志愿者团队承办了由中国海洋大学、青岛大学、青岛理工大学及青岛科技大学组成的8支志愿者队伍参加的知识竞赛，参赛志愿者通过必答和抢答环节的激烈比拼，为在场的1000余名大学生普及了结核病防治知识，提升了大学生的参与感、荣誉感。2019—2020年，红会又相继2次承办本校学生结核病防治知识竞赛活动。

(5) **充分利用网络、新媒体等多种方式做好新冠与结核宣传**：红会开展了“新冠疫情与肺结核”网络问卷调查，拍摄“学校结核病防治核心信息”抖音宣传视频，参与青岛市疾病预防控制中心世界防治结核病日网络竞答等系列活动，邀请疾控专家线上宣讲，积极做好学校结核病防控工作。以上活动宣传效果显著、辐射范围广泛，受益人数超3000人，受到了学校师生的一致好评。

(6) **结核病防治知识宣传融入其他志愿服务活动**：多年来，红会志愿者团队始终将结核病防治健康教育与社团各项志愿服务活动相融合，不断为学校精神文明建设增砖添瓦。红会志愿者进入日善堂等多家养老机构进行结核病防治知识和政策宣传；每年世界艾滋病日同步进行结核病知识宣传；承办了2017年青岛市市北区第四届防控肺结核宣传月闭幕暨艾滋病防控宣传月启动晚会，参与学生1300余人，青岛电视台主频道(QTV-1)对现场活动进行了报道，进一步扩大了社会影响力；2021年，校医院党支部联合红会志愿者团队开展“抗击新冠，防治结核，终结艾滋”健康教育宣讲活动，面向各学院开展宣讲4次，覆盖学生近千人，增强了同学们多病共防的意识。

优秀志愿团队案例5——大学生志愿者团队
四川铁道职业学院青年志愿者协会

1. 背景

四川铁道职业学院青年志愿者协会成立于2009年9月，由校团委具体指导，是从事社会公益与社会保障事业的青年学生团体。为普及结核病防治知识，增强师生及校园周边群众结核病防治的意识，协会2016年组建了结核病防治宣传小分队，主要采用1+6+9模式运行，以1所学校为中心，辐射学校周边6个社区、9个村庄共25个志愿服务基地，依托志愿服务常态化结对共建、大学生志愿者结核病防控倡导及助力患者发现等项目的有效实施，扎实开展各项结核防控宣传工作。

志愿者协会曾荣获2019年度国家级“志愿者团队”荣誉称号，先后被评为省级和市级的“优秀志愿团队”；在2023年“挑战杯”四川省大学生课外学术科技作品竞赛中，协会参赛作品《从“一”到“众”健康中国视域下高职院校结核防治从“保守”到“革新”的调研——以“1+6+9”防治模式为例》获二等奖。

2. 主要做法

志愿者协会现阶段主要采用1+6+9服务模式运行，即1个核心目标，6个依托项目和9项服务举措。

（1）**1个核心目标：**为进一步普及结核病防治知识，提高师生、群众结核病知识知晓率，降低校园及周边村社结核病疫情发生风险，为健康生活保驾护航。

（2）**6个依托项目：**即“六进”防痨宣传活动。

1）**党建引领，推进防痨宣传“进支部”：**各二级学院坚持以党建为引领促进师生健康工作，充分发挥学生工作党支部在促进师生健康工作中的战斗堡垒作用，将防痨宣传纳入学生工作党支部工作内容。充分发挥学生工作党支部书记头雁效应和学生党员示范引领作用，依托青年志愿者协会分会，带头组织并开展形式多样的防痨宣传活动。

2）**宣传延伸，推进防痨宣传“进宿舍”：**依托宿舍文化促健康，充分发挥学生宿舍防痨宣传阵地作用和朋辈群体影响作用，打造防痨宣传宿舍文化。组建以辅导员、生活老师、志愿者为主体的防痨宣传队，通过宿舍走访、宿舍长会议等形式开展防痨宣传。同时印发防痨手册，做到宿舍人手一册。将防痨宣传知识张贴于学生宿舍内外墙上。推动学生“星级文明宿舍”创建，将健康教育纳入评选条件。

3）**家校共育，推进防痨宣传“进家庭”：**学校建立班级家长微信群，推进家校共育促健康，建立家校信息双向互通机制。组织开展防痨、防艾、禁毒等主题线上家长会，通过在每学期期末邮寄成绩单时发放给家长的一封信、群发短信等形式，及时面向学生家长群体宣讲防痨、防艾、禁毒知识。

4）**智慧宣传，推进防痨宣传“进云端”**：学校团委及各二级学院带领青年志愿者协会充分发挥云端防痨宣传的便捷性和智慧性开展宣传。在疫情常态化防控的形势下充分利用“两微一端一抖”平台，学习借鉴国家、四川省、成都市、郫都区疾病预防控制中心相关推文，运用学生喜闻乐见的形式常态化进行防痨宣传。

5）**健康育人，推进防痨宣传“进课堂”**：协会利用学校开展的健康教育课程（体育与健康、心理健康、禁毒防艾滋病教育）、新生入学教育、主题班团活动等形式，在课前课后多样化开展防痨宣传教育，以学分制为基础，推进健康育人、育健康人。

6）**校政企联动，推进防痨宣传“进村社”**：协会在校团委指导下积极拓宽防痨宣传领域，深化校政企村社促师生健康，建立健全校政企村社协同育人机制。定期邀请省、市、区各级疾病预防控制中心专家到校指导防痨教育、开展讲座等；联合学校所在地安德街道社会事务办和团委开展防痨宣传活动；组建防痨宣传志愿服务队，每个志愿服务队对接学校周边的一个村庄或社区，坚持常态化走进村庄、社区开展防痨、防艾、禁毒宣传活动；利用“千名学子百企行”活动将防痨教育宣传带进企业。

（3）**9 项服务举措**

1）举办专业防痨大讲堂。

2）知识竞赛学防痨。

3）主题班会谈防痨。

4）主题升旗仪式筑健康。

5）专题征文护健康。

6）排练一个防结核主题节目。

7）微视频拍摄比赛谈防痨。

8）结合“三下乡”“返家乡”实践活动宣传防痨。

9）深入所在村社、乡村振兴基地、脱贫地区、革命老区进行结核病防治宣传。

优秀志愿团队案例 6——大学生志愿者团队

浙江建设技师学院青年志愿者协会

1. 背景

浙江建设技师学院青年志愿者协会(以下称青协)成立于 1997 年 9 月,由院党委直接领导、院团委直接管理,党团共建、师生共营。青协长期以来一直秉持着“奉献、友爱、互助、进步”的中国青年志愿者精神服务社会、服务学院、服务师生,是院团委两大品牌(“创优争先——‘4231’团学品牌”和“艰苦奋斗——‘青字号’品牌”)的重要窗口,在社会服务、校园“最多跑一次”、疫情防控、无偿献血、垃圾分类、无结核校园创建等方面均取得了不俗的成绩。其中,无结核校园创建活动取得的成效尤为突出,活动深受师生好评,成立的“明天‘肺’更好”专项志愿队已然成为青协的中坚力量。

2022 年 3 月,学院青协参加了浙江省“无结核校园”志愿者活动启动仪式,并作为浙江省“无结核校园”志愿服务队代表接旗、表态发言。接旗回校后,院团委积极筹划、有效落实,正式成立“明天‘肺’更好”专项志愿队,并组织各班团支书和卫生委员将肺结核防治知识和主题活动渗透至各班,形成了一张覆盖全院的宣传网。青协通过开展志愿者主题活动,培育和扩展这支队伍,让协会志愿者最大化地发挥引领示范作用,为提升学生结核病健康素养,促进校园结核早发现、早治疗,减少结核病的校园传播并最终建成“无结核校园”贡献青春力量。

2. 主要做法

“明天‘肺’更好”专项志愿队成立以来,通过主题班会、专题海报、宣传岗、每日广播专栏等方式加强肺结核知识宣传,也通过主题系列游园会、知识竞赛、IP 形象设计大赛、献血、体育赛事等活动将防结核理念潜移默化地传输给学院师生。

“明天‘肺’更好”专项志愿队的活动成果不仅受到了学院师生的好评,也受到了社会各界的认可。2022 年 11 月,“明天‘肺’更好”专项志愿队作为中国青年代表受邀参加了第二届亚太结核病论坛,通过视频方式向世界展现了中国青年人在终结结核病流行进程中发扬的公益奉献精神和发挥的创新创造力。“明天‘肺’更好”主题系列游园会和IP形象设计大赛的活动方案也被浙江省疾病预防控制中心评选为2022年浙江省大学生志愿者“无结核校园”创意宣传活动“优秀创意宣传活动方案”。

（1）**“无结核校园”主题IP形象设计大赛**：2022年4月，“明天‘肺’更好”专项志愿队联合学院艺术系团总支开展“无结核校园”主题IP形象设计大赛，面向学院全体师生征集主题IP形象设计方案。

在丰富师生校园生活、展现大家动手能力和创新能力的同时，也通过青年们天马行空的思想和妙笔生花的双手，打造属于学生自己、属于“无结核校园”独一无二的形象IP，并赋予其独特的内涵和故事，逐渐形成以“明天‘肺’更好”为核心的“无结核校园”品牌效应。

经过2个月的作品征集、海选、培训、深化设计、裁判终选等程序，共有5组作品进入最终环节，通过校园微信公众号面向全社会开展投票评选。

最终，以肺为原型、以爱为主题，用了简单可爱的Q版“肺”形象来呈现的“肺小希 & 肺大望”脱颖而出，成为票王，获得冠军。

“肺小希 & 肺大望”整体形象活泼可爱、直击主题，极具亲和力，肺小希代表青年志愿者及时帮助身处困境的肺结核患者，肺大望体现了学院专业特色，代表建筑专业青年构筑“无结核校园”、构筑希望，两者合一，寓意“肺之希望”，体现了“明天‘肺’更好”专项志愿队创建“无结核校园”的初心和期望。

“明天‘肺’更好”专项志愿队还联合IP作者和学生社团根据“肺小希 & 肺大望”IP形象打造衍生文化，制作钥匙扣、鼠标垫、笔记本、笔、口罩、帆布袋等文创产品，并将这些文创产品作为后期活动的奖品进行发放，让“肺小希 & 肺大望”一直“活跃”在大家的校园生活中。

通过精神和物质上的双重推动，将“明天‘肺’更好”品牌通过IP形象这种青年人喜闻乐见的方式渗透在校园生活中，潜移默化地吸引全体师生主动了解肺结核防范知识，助力创建“无结核校园”。

（2）**“明天‘肺’更好”主题系列游园会**：为了加强“无结核校园”宣

传力度、丰富宣传方式、提升师生兴趣，“明天‘肺’更好”专项志愿队每月开展一次主题游园会，号召全院师生参与各式各样的互动小游戏，集印章换奖品。

游园会包含的项目类型有以下几种。

1）**线上线下知识竞答：**帮助肺结核知识普及。

2）**运动类小比赛：**侧重“肺活量”方面的运动项目，加强师生认识健康“肺”的重要性，促使师生加强肺部锻炼。

3）**互动性小游戏：**通过“肺结核”守门员、趣味投球、环保“高尔夫”、欢乐“保龄球”、拼拼“七巧板”、我的“肺”在哪里、我想对“肺”说等小游戏，促进师生“消化”肺结核知识、关爱肺结核患者、掌握肺结核预防措施。

4）**短视频征集：**收集“肺结核”相关小视频，丰富宣传方式。游园会不仅丰富了师生的校园生活，也大大激发了师生们的兴趣，各式各样的互动游戏加深了大家对防治肺结核、关心和关爱肺结核患者等内容印象，唤起大家共同创建“无结核校园”的热情。

同时，专项志愿队还结合世界防治结核病日、世界地球日、世界防治哮喘日、世界无烟日等特殊的纪念日开设小主题，使游园会的形式更加多样，让师生在体验不同活动的过程中获得肺部健康科普知识。

通过游园会这种师生喜闻乐见的活动，以小游戏、小活动以及闯关答题等极富趣味性的方式，吸引全体师生主动参加，激发大家的参与热情，化“被动宣传”为“主动参与”，让师生在游戏的欢乐互动中获取肺结核相关知识，切实扩大宣传面、加大宣传力度，形成“全民防结核”的浓厚氛围，为创建“无结核校园”奠定坚实的基础。

优秀志愿团队案例 7——大学生志愿者团队

聊城大学东昌学院志愿者团队

1. 背景

2013 年聊城大学东昌学院“志愿服务、心火相传、奉献社会——深化构建无结核病和谐校园”项目启动仪式正式举行，成立了由院长任组长的结核病防治知识传播行动领导小组，明确各部门分工协作，注重志愿者队伍的持续发展。聊城大学东昌学院志愿者团队8次荣获国家级“志愿者团队”荣誉称号，1人获国家级“志愿宣传员”称号，60余人获省级优秀志愿者称号。

2. 主要做法

（1）**建立与卫生机构长效合作机制：**加强与地方疾控机构的密切合作，聘请结核、艾滋病防治领域专家为学院校外辅导员，指导学校日常卫生防疫工作，对志愿者骨干定期培训；志愿者积极参加市级各项健康主题活动，营造了全面参与的良好社会氛围。

（2）**注重志愿者队伍可持续发展：**志愿者队伍由师生共同组成，注重能力提升和发展建设。定期邀请专家开展骨干培训，建立了自己的宣讲团团队。要求新上岗辅导员必须参加学院组织的传染病防控知识培训活动，积极吸纳教师志愿者，既有效避免学生流动带来的团队不稳定性，又使学生志愿者活动容易得到院系老师、团委的响应和支持。

（3）**立足校园，注重宣传持续性：**多种宣传活动相结合，注重全年校园宣传活动的连续性和持续性。每年以“3·24”世界结核病防治日、新生开学为契机开展健康宣传月活动；军训、社团纳新、世界无烟日活动、世界艾滋病日活动、全球洗手日活动等同时开展结核病防治核心知识宣传；利用宿舍卫生评比活动，强调个人卫生、开窗通风的重要性，促进学生个人良好卫生习惯的养成，使同学们深刻认识到个人是自己健康的第一责任人，增强防病能力和意识，为创建无结核病和谐校园打下坚实基础。

（4）**活动形式多样，充分发挥学生主体作用：**传统宣传方式与新媒体宣传相结合，开展形式多样的宣教活动。注重主题班会、健康巡讲、张贴宣传画、发放宣传册等常规宣传方式，采用井盖涂鸦、健康达人知识竞赛、健康科普作品展、文艺汇演颁奖、情景剧表演、健康骑行、快闪、网络宣传等学生喜闻乐见、易于接受的形式，深入开展寓教于乐的校园宣传。学生志愿者积极参与，并结合自己专业进行科普创作，学生作品《勇气》获得全国2016大学生结核病微视频大赛优秀视频奖，获得国家级“志愿宣传员”称号的李宁同学的笑脸还登上了 2019 年“3·24”世界结核病防治日国家宣传海报。

(5) **深入开展社会宣传,以实践活动锻炼志愿者队伍:**志愿者定期走进儿童福利院、养老院进行关怀慰问和健康宣传;多次在聊城市级大型健康主题活动中提供文艺汇演和志愿宣传服务;在主题宣传日深入周边社区、学校开展大手拉小手活动;利用假期“三下乡”活动积极开展禁毒防艾、结核病防治知识宣传。志愿者通过社会宣传,有效锻炼了队伍综合能力。

(6) **践行网络创新宣传,拓展宣传广度、深度:**志愿者团队坚持利用校内网、互联网等各种媒体进行网络宣传。开展网络知识竞赛、抖音科普作品征集等活动,对好的做法和有效经验,通过学校公众号、社会媒体积极推广和表彰,做到信息互动传播,拓展了宣传广度、深度。

(7) **承办省级志愿者交流共享活动,营造全校师生参与志愿服务氛围:**山东省“校际志愿共行动　消除结核同奉献”活动在聊城大学东昌学院举办,来自 17 个地(市)结核病防治机构的专业人员、24 所高校师生志愿者代表,以及聊城大学东昌学院学生代表等千余人参加了现场活动,聊城大学东昌学院志愿者团队做了经验分享,并表演了自编的传播结核病防治知识的精彩节目,多家媒体进行了现场报道。

优秀志愿团队案例 8——大学生志愿者团队
安徽中医药大学华佗爱心社

1. 背景

安徽中医药大学华佗爱心社经安徽中医药大学党委批准,于 1995 年成立。华佗爱心社充分发挥中医针灸、推拿、拔罐、耳穴、药膳、健身气功养生等专业技能优势,在学校党委和团委指导下,以“中医中药进基层”为主要活动载体,通过开展中医药进社区、进工地、进学校、进农村活动,加强中医药科普文化的宣传、中医药科技服务、中医药医疗卫生保健服务,为广大民众提供系统化、人性化的防病治病服务。2015 年开始参与安徽省百千万志愿者结核病防治知识传播活动“大学生志愿者团体培育计划”，在校团委支持下成立200多人的“大学生结核病防治义务宣讲团”并开展各项宣传活动，得到学校同学、社区居民、工厂职工和村民的一致好评，两次荣获国家级“志愿者团队”荣誉称号，荣获第六届中国青年志愿服务项目大赛银奖、安徽省十大杰出青年志愿服务集体、安徽青年志愿者优秀组织等10余项荣誉，涌现了省(市)级优秀志愿者10余人。

2. 主要做法

(1) **将专业所学融入志愿服务**：在学校团委和合肥市疾病预防控制中心(新站区分站)的指导下，结合中医学专业知识，走进所在辖区社区、街道、老年公寓、学校、工地和厂矿企业等场所开展包括结核病防治知识在内的健康知识传播，将结核病防治知识传播活动融入健康知识普及，使志愿者活动发挥最大的社会效益，深受群众欢迎。

1) **进社区**：华佗爱心社在校团委与蜀山区团委、庐阳区团委、包河区团委、高新区团委、新站区团工委等打造的20余个固定志愿服务基地开展志愿服务，结合中医药养生将结核病防治知识融入活动，用专业知识搭台，提高活动的参与度和吸引力。同时发挥中医诊疗“简、便、验、廉”的优势，为基层群众提供针灸、拔罐、推拿按摩等富有中医特色的志愿诊疗服务。

2) **进工地**：华佗爱心社组织广大师生志愿者走进合肥市的各个建筑工地，采用中医针灸、拔罐等诊疗方式，为农民工义诊，向农民工广泛宣传预防肺结核和艾滋病的健康知识，同时免费向农民工发放日常药品，进行爱心捐助等。

3) **进学校**：在每年“3·24”世界防治结核病日开展主题宣传活动，将结核病防治知识传播活动融入社团日常活动，比如：宣讲会、演讲比赛、趣味运动会、快闪等等，增强学生群体对肺结核防治的重视。

4) **进农村**：依托每年暑期“三下乡”志愿服务活动，组织志愿者深入农村发放宣传单页，进行宣传海报展示，进家进户宣传、田间地头宣传，向广大村民讲解肺结核预防知识，以及国家相关政策等。

(2) **重视社团组织建设：**华佗爱心社十分重视社团组织建设。在志愿者管理方面，注重从热心转向精心，通过制度化推动志愿服务常态化，重视志愿者理论知识的普及和实践技能训练。在新冠疫情防控时期，除参与新冠疫情防控等宣传外，还专门组织开展以结核病知识为主题的结核病防治志愿宣传服务25次，参与志愿者675人次。在制度保障方面，配备1名专业导师，与合肥市疾病预防控制中心、蜀山区疾病预防控制中心等相关单位长期合作，为志愿宣传服务争取专业技术指导与资源供给。与合肥市各高校志愿者社团建立长期合作关系，汲取各大高校的活动经验。与校学生会、校社团发展中心等校级组织及校内其他社团合作，为志愿宣传活动开展提供支持。

优秀志愿团队案例9——大学生志愿者团队

山东大学V动力社会实践队

1. 背景

山东大学V动力社会实践队（以下称实践队）队名源于volunteer一词，意在展现山东大学学子甘于奉献、勇于实践的精神风貌。实践队自2012年成立以来，以"投身实践，服务人民，奉献社会"为宗旨，促进结核病防控宣传走进师生与社会大众，助力终结结核病流行目标的实现。

截至2022年，实践队共纳入51名志愿者，其中包括1名指导老师、1名领队及6名副队长。指导教师赵增科任山东大学卫生与健康服务中心主任，10多年来致力于学校公共卫生工作，始终把"构建无结核病和谐校园"作为学校传染病防控工作的重中之重，对全省学校结核病防控各项措施出台及落实起到引领作用。

自2012年成立以来，实践队不断升级知识储备，累计参与几十项社会实践活动，先后3次获得国家级"志愿者团队"荣誉称号，获2020年全国"最美防痨人"称号，8次被评为校级优秀社会实践队。实践队成员中，有6人获得国家级"宣传员"称号，20余人获得省级优秀百千万志愿者荣誉，多名队员获得济南市优秀百千万志愿者荣誉。

2. 主要做法

(1) **丰富宣传活动，普及专业知识：**实践队深入理解知识内涵，寓教于乐，开展诸多创意宣传活动。团队开展"自由呼吸，行动正当时""防治疾病，以知为先""守护健康""防治结核与新冠防护""我与结核故事"等系列创意征集活动，收获大量结核病防治相关海报、书法、绘画、短视频作品。举办横幅签名活动，引导过往同学在印有"预防千万条，通风第一条，得了肺结核，家人泪两行"的横幅上进行签名，宣传结核病防治知识。在社区宣讲活动期间，实践队成员为顺祥社区居民带去精彩生动的小品表演、紧张刺激的知识竞赛，以及专业又不失风趣的演讲比赛，深受社区居民喜爱；举办"艾滋、结核，你了解吗？"知识竞赛活动，刮起"防痨知识学习风"。实践队举办多场讲座，邀请山东省公共卫生专家莅临答疑，在哔哩哔哩网站、腾讯会议等平台直播，受到观众的一致好评。

(2) **从校园走进社区，提高社会参与：**从娃娃抓起，进行结核病防治知识的普及。自 2015 年以来，实践队成员先后前往济南市花园路小学、经五路小学、稼轩中学、山东师范大学附属中学校、育英中学等多所中小学，开展寓教于乐的宣传活动。同时，队员在济南市疾病预防控制中心的号召下，积极走进和平里社区、朝山街社区、槐荫区社区和安养中心等，通过与居民的互动，调动居民学习结核病防治知识的积极性。

(3) **创新宣传形式，拓宽宣传途径：**实践队在山东大学六校区举办线下展台、多人协作游戏知识竞赛、主题海报设计征集展示等形式新颖的传播活动，还通过微信公众号、"结核病防治"短视频征集活动、防痨人访谈微电影等形式开展宣传，赋予结核病防治知识生命力，从而使宣传更接地气，更容易被大家记在心里。

(4) **扩大宣传范围，开展校际联合：**近几年来，实践队多次与齐鲁工业大学齐心联动交流经验，与济南市疾病预防控制中心合力推进构建无结核病校园。实践队还联合山东女子学院、齐鲁工业大学举办山东大学校际联合结核防控大赛，普及结核病防治知识，促进学生自我强化，自我提高。2023 年 5 月 26 日，实践队与北京大学医学部青年志愿者协会、北京大学医路无核科普志愿宣讲团进行了联学交流。

(5)**促进机构合作,提升团队素养:**实践队定期赴山东省公共卫生临床中心、济南市疾病预防控制中心学习,通过接受专题授课、面对面交流、参观防痨文化展室、到病房参观学习等形式积极储备专业知识,挖掘知识内涵,提升团队素养,为宣传活动打下坚实基础。

优秀志愿团队案例10——义工志愿者团队

义路同行 龙华义工

1. 背景

深圳市龙华区在册义工26万人,其中结核病宣传志愿者610人。志愿者们以区义工管理信息平台为支点,构建以各街道义工联为网络的服务体系,分区域开展结核病宣传活动。这些义工“红马甲”来自各个社区及行业,不仅通过多种途径将结核病防治知识带入各自社区,带给服务对象,还自发组建结核病宣传志愿服务队,定期深入社区开展宣传活动,展现出深圳这座“志愿者之城”的民间力量。2016年以来,有4个义工团体和1名个人荣获省级结核病宣传志愿者表彰,10个团体和18名个人荣获区级志愿者表彰。

吴鹏水是义工结核病宣传志愿者的杰出代表。他是一名有20年志愿服务经验的老义工,也是福城街道义工中心负责人,广东省志愿者服务铜奖获得者,深圳市百优义工。2017年起他在福城街道义工中组建结核病志愿服务队,每周进社区开展结核病宣传。近7年来,他本人3次、带领的团队5次荣获龙华区结核病宣传先进,并荣获广东省2019年度、2021年度百千万志愿者结核病防治知识传播行动优秀志愿者团体,好人中国网和中国公益网都宣传报道过他们的先进事迹。

2. 主要做法

(1)**加强能力培养:**各街道义工在持续壮大结核病宣传志愿者队伍的基础上,更注重志愿者宣传专业素养的提升。自2016年以来,先后举办结核病宣传志愿者宣传能力和礼仪培训班义工专场17期,邀请国家级、省级专家授课,参加义工近1200人次,为培训合格的志愿者配发胸牌等身份标识,以及带有志愿者标志和宣传口号的帆布包、臂包、雨伞、小风扇、鼠标垫等宣传品。几年来培养出合格义工结核病宣传志愿者 610 人。

(2)**倡导随时宣传:**在宣传方式上,强调宣传无处不在。街道义工 U 站常年摆放结核病防治知识宣传册和折页,供群众随手取阅;在 U 站值班的志愿者主动向过往市民派发结核病防治手册,并耐心详细回答居民们提出的各种结核病相关问题。除采取现场宣传等常规方式外,还结合年轻人的需求,通过网络、微信、QQ 群等途径进行互动;倡导把结核病防治知识和理念融入日常工作与家庭生活中,从身边做起,带动更多人加入志愿活动。如吴鹏水关注了几个结核病宣传微信公众号,看到有好的结核病宣传推文,及时转发到朋友圈和微信群中,并动员大家多多转发,让更多人了解结核病。在他的努力下,龙华区中心医院学雷锋志愿服务岗的志愿者们除了常规服务医院的患者,还把结核病防治知识传递给患者以及等候的家属们,努力争取更多的机会让更多的人知晓结核病的危害。遇上人手不够的情况,吴鹏水经常下班后顾不上吃饭,周末也经常牺牲休息时间,身体力行来医院参与志愿服务活动。他连续组织辖区义工参加三届全国结核病防治知识网络竞赛,有些义工感觉竞赛题目难度大,答一次没有满分就想放弃,他说答错了不要紧,系统会显示哪里错了,记下来,下次再答就会了,鼓励义工坚持答题,直到满分为止。2022 年,他组织的义工有 121 人获得答题满分证书。

(3)**定期组队活动:**龙华区观湖街道、福城街道均组建了结核病义工宣传队,每个月定期通过向社区居民、商铺发放宣传材料,张贴宣传画,讲解宣传知识等方式开展结核病宣传。同时,也会在 3 月 5 日学雷锋日、元旦、劳动节、国庆节等节假日开展其他志愿服务时设置结核病宣传展位,并将结核病宣传融入各种互动游戏中,让居民在游戏之余也能了解结核病防治知识。7 年来,福城街道义工累计开展入社区宣传活动 360 余场,参加宣传的义工达 4600 余人次,宣传群众 8 万人次以上。

(4)**奖励普惠群体:**龙华区义工联将志愿者参与结核病宣传活动的时间计入义工工时,成为其办理积分入户、子女积分入学的重要佐证材料。优秀宣传志愿者还会受到区级表彰。区结核病防治机构自 2017 年起开展“义工为我传知识，我为义工保健康”活动，每年提供300个免费体检名额，为义工中涌现出的优秀宣传志愿者免费提供14类31项健康检查并建立健康档案，对体检中发现的肺结核可疑症状或胸部X线检查异常者，全程免费进行结核病相关检查，让把温暖送给他人的志愿者也得到实实在在的关爱。

优秀志愿团队案例11——社会志愿者团队

阜阳市你我同行志愿者协会

1. 背景

阜阳市你我同行志愿者协会（原阜阳健康星公益小组）于2005年11月成立，由一些具有爱心的大中专院校、中小学、幼儿园老师和学生以及社会各界爱心人士组成。自2012年以来，在阜阳市、颍州区疾病预防控制中心的指导和支持下，协会不仅本身始终坚持开展百千万志愿者结核病防治知识传播活动，还培育了4个大学生结核病志愿宣传团队参与到安徽省“大学生团体培育计划”中来。协会与当地疾病预防控制中心、乡镇卫生院、村卫生所的医务人员，当地教育部门、中小学校、幼儿园和阜阳师范大学建立了良好的合作关系。协会先后6次荣获国家级“志愿者团队”荣誉称号、9次荣获安徽省“优秀志愿者团队”，成员中累计有14人次荣获国家级“志愿宣传员”、27人次获得安徽省“优秀志愿者”荣誉称号，团队2018年荣获全国首届“最美防痨人”称号。

2. 主要做法

（1）**制订行动方案，活动有的放矢：**协会每年都紧扣当年结核病宣传主题制订行事历，在每年“3·24”世界防治结核病日将常态化宣传与设计的动态化宣传相结合，由城市到农村、由学生到家庭、由学校到社区，通过面对面宣传、集中讲座、文艺演出、才艺比赛、网络发布等形式开展结核病防治知识传播活动，取得实效。

（2）**加强能力建设，提升宣传能力：**为了提高团队执行力，确保宣传质量，协会每年在阜阳师范大学、阜阳职业技术学院医学专业学生中选拔有爱心和责任心的大学生志愿者，作为知识传播的核心师资力量，并签订责任状。并邀请市、区疾病预防控制中心结防专家对志愿者进行专业知识和传播技能培训，确保志愿宣传工作保质保量开展。

(3) **依托校园阵地，延伸家庭社区：**结核病防治知识传播活动链条先从市内大中专院校开始，然后扩展到中小学、幼儿园，最后延伸至家庭、社区和乡村，使无数人群受益。根据年龄特点，充分利用学校便于集中和宣传渠道多的优势，采取以课堂教学为主的多层次、多形式的宣传和培训方式，如集中宣讲、知识讲座、主题班会、校园广播、板报、橱窗、信件、画画、手抄报、游戏、有奖征文、知识竞赛、签名、表演、演讲赛等。2012 年至今，协会每年都在阜阳师范学院、阜阳职业技术学院和颍州区辖区内全部 24 所中学开展结核病防治知识传播活动。

(4) **扩大宣传范围，覆盖各类人群：**协会组织志愿者每年分别在阜阳市城区和乡镇以文艺演出的形式宣传结核病防治知识，在阜阳市客运站开展流动人口宣传，在桑拿浴池等场所宣传，在本市 HIV 感染者中宣传，这些贴近实际、贴近生活、贴近群众的宣传，得到广大市民和农村村民的欢迎，取得了良好的社会效果。

(5) **及时客观总结，谋求活动长效：**每一次活动结束后，协会都及时组织志愿者骨干开展总结，及时发现问题、分享经验，并及时公布活动照片、经费使用情况等，自觉接受广大志愿者与社会各界的监督。周密的活动方案、规范的活动流程、真诚的志愿服务、扎实的活动成效，确保了活动的长效开展。

资源篇

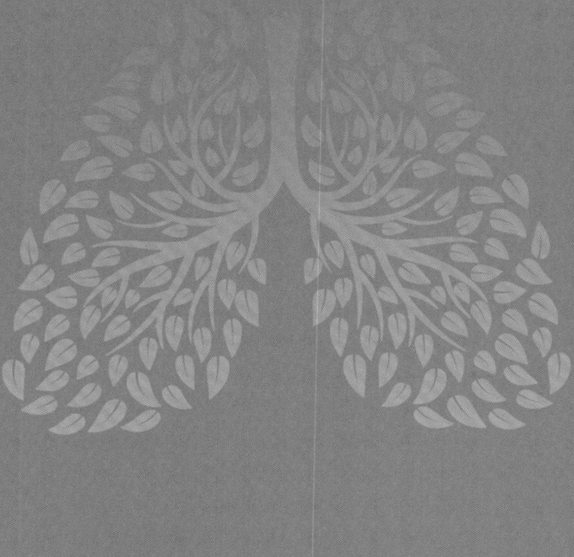

一、历年"3·24"世界防治结核病日宣传主题

序号	年份	宣传主题	
		我国	世界卫生组织
1	1996	我们面临结核感染的危险	
2	1997	防治结核病，人人保健康	Use DOTS more widely
3	1998	结核病——严重威胁人类健康的传染病；实行归口管理，有效控制结核病	DOTS success stories
4	1999	依法控制结核病，防止结核病蔓延	Stop TB, Use DOTS
5	2000	动员全社会共同关注结核病	Forging New Partnerships to Stop TB
6	2001	积极发现、治愈肺结核病人	DOTS: TB cure for All
7	2002	遏制结核　消除贫困	Stop TB, fight poverty
8	2003	防治结核　造福人民	DOTS cured me - It will cure you too
9	2004	控制结核病　让每一次呼吸更健康	Every breath counts - Stop TB now
10	2005	防治结核，早诊早治，强化基层	Frontline TB care providers:Heroes in the fight against TB
11	2006	防治结核，坚持不懈	Actions for life: Towards a world free of TB
12	2007	结核流行广泛，控制从我做起	TB anywhere is TB everywhere
13	2008	控制结核　人人有责	I am stopping TB
14	2009	控制结核　人人有责——关注农民工，共享健康	I am stopping TB

续表

序号	年份	宣传主题	
		我国	世界卫生组织
15	2010	遏制结核　健康和谐	On the move against tuberculosis: Innovate to accelerate action
16	2011	遏制结核　共享健康	On the move against tuberculosis: Transforming the fight towards elimination
17	2012	你我共同参与　消除结核危害	Call for a world free of TB
18	2013	你我共同参与　消除结核危害	Stop TB in my lifetime
19	2014	你我共同参与　依法防控结核	Reach the 3 million
20	2015	你我共同参与　依法防控结核——发现、治疗并治愈每一位患者	Gear up to end TB
21	2016	社会共同努力　消除结核危害	Unite to End TB
22	2017	社会共同努力　消除结核危害	Unite to End TB: Leave no one behind
23	2018	开展终结结核行动　共建共享健康中国	Wanted: Leaders for a TB-free world
24	2019	开展终结结核行动　共建共享健康中国	It's Time
25	2020	携手抗疫防痨　守护健康呼吸	It's Time
26	2021	终结结核流行　自由健康呼吸	The clock is ticking
27	2022	生命至上　全民动员　共享健康　终结结核	Invest to End TB. Save Lives
28	2023	你我共同努力　终结结核流行	YES! WE CAN END TB

二、2016—2023 年“3·24”世界防治结核病日宣传海报

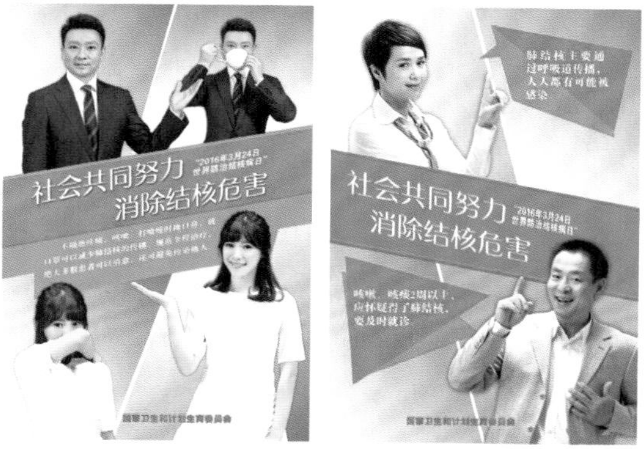

2016 年世界防治结核病日宣传海报

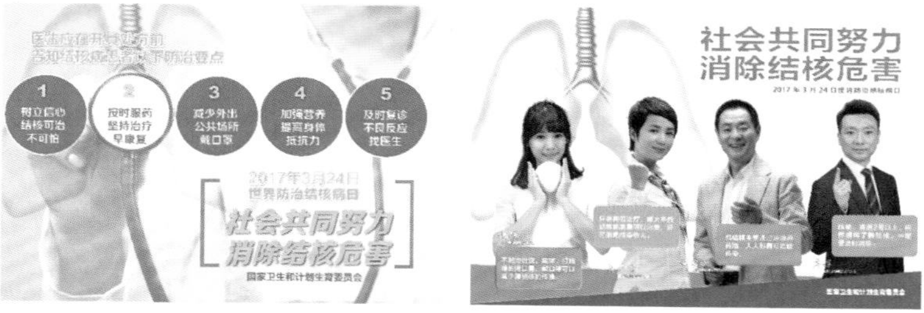

2017 年世界防治结核病日宣传海报

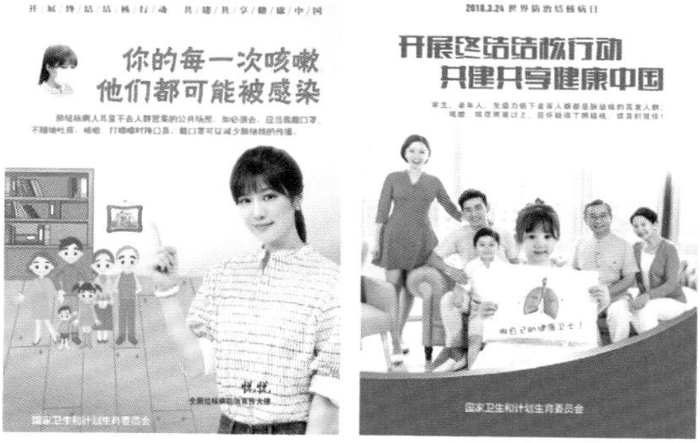

2018 年世界防治结核病日宣传海报

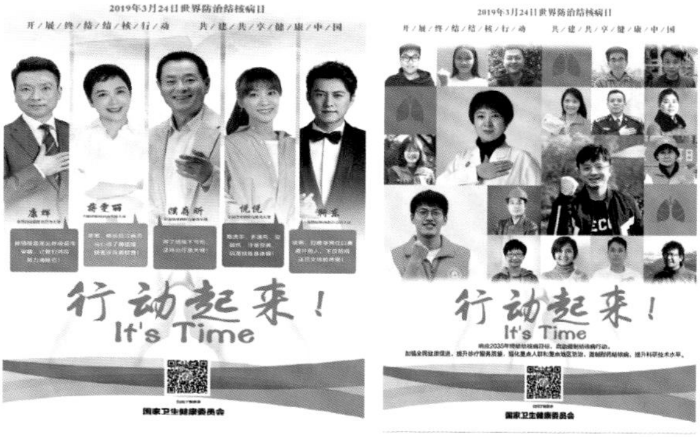

2019 年世界防治结核病日宣传海报

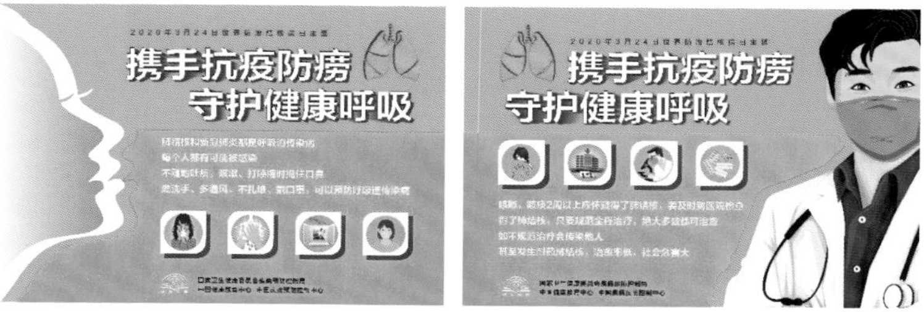

2020 年世界防治结核病日宣传海报

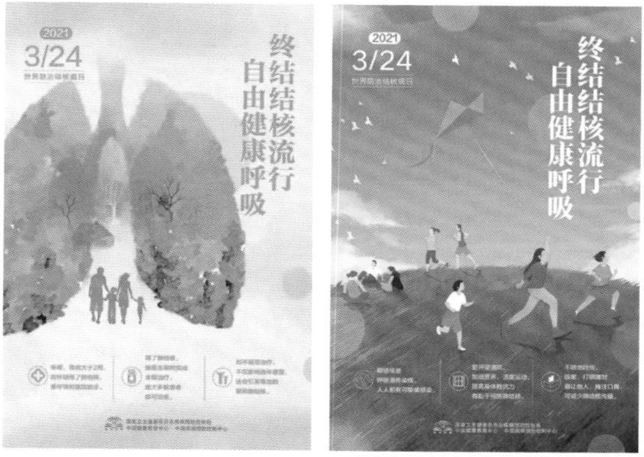

2021 年世界防治结核病日宣传海报

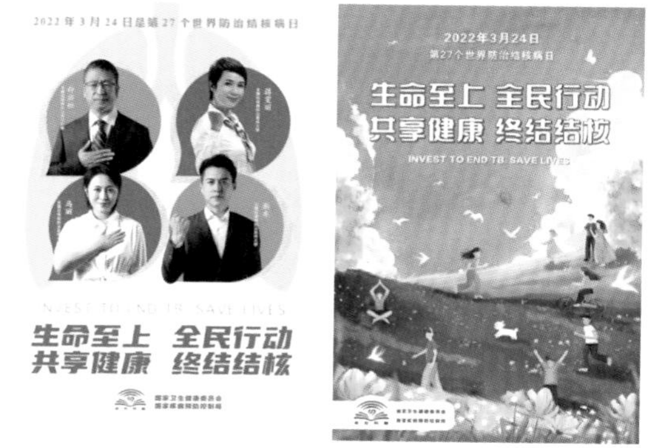
2022年3月24日是第27个世界防治结核病日
生命至上 全民行动
共享健康 终结结核
2022年3月24日
第27个世界防治结核病日
生命至上 全民行动
共享健康 终结结核
INVEST TO END TB. SAVE LIVES

2022 年世界防治结核病日宣传海报

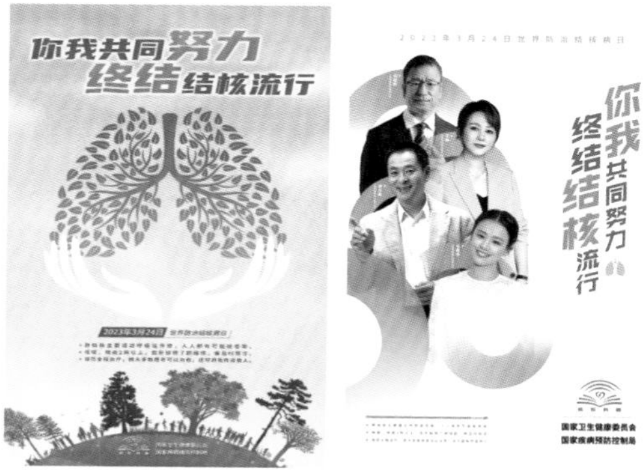
你我共同努力
终结结核流行
2023年3月24日
你我共同努力
终结结核流行
国家卫生健康委员会
国家疾病预防控制局

2023 年世界防治结核病日宣传海报

三、有关宣传媒体平台

（一）中国结核网：https://tb.chinacdc.cn/zgjhw/

（二）微信公众号

1. 国家卫生健康委员会和国家疾病预防控制局官方微信公众号

【健康中国】

账号主体：中华人民共和国国家卫生健康委员会。

公众号简介：卫生健康信息发布。

【国家疾控局】

账号主体：国家疾病预防控制局。

公众号简介：国家疾控信息发布。

扫描二维码访问
健康中国公众号

扫描二维码访问
国家疾控局公众号

2. 结核病防治相关微信公众号

【结核那些事儿】

账号主体：中国疾病预防控制中心结核病预防控制中心。

公众号简介：结核病？林黛玉得的？现在还有？有哇！而且相当多！你都不知道吧。我们就给你讲讲结核那些事儿。

扫描二维码访问
结核那些事儿公众号

【结核帮】

账号主体：北京结核病诊疗技术创新联盟。

公众号简介：结核帮依托中国疾病预防控制中心结核病防治临床中心、中华医学会结核病学分会、北京结核病诊疗技术创新联盟的权威支持，致力于为广大结核医生提供最前沿的医学资讯、最全面的会议动态以及最专业的培训交流平台。

扫描二维码访问
结核帮公众号

【中国防痨协会】

账号主体：中国防痨协会。

公众号简介：中国防痨协会成立于1933年10月21日，是我国结核病防治唯一的国家一级科技社团，主管单位为中国科协，在民政部依法登记，获民政部中国社会组织评估等级4A，是国际防痨与肺部疾病联合会成员单位。

扫描二维码访问
中国防痨协会公众号

【中国防痨杂志期刊社】

账号主体：《中国防痨杂志》期刊社。

公众号简介：刊登《中国防痨杂志》和《结核与肺部疾病杂志》发表的主编寄语、指南、专家共识、专家论坛等文章，与结核病和肺部疾病相关的文献速览，国内外学者发表的结核病英文文章摘要，结核病和肺部疾病领域重要学术机构的介绍，以及期刊社举办会议的通知和纪要。

扫描二维码访问
中国防痨杂志期刊社公众号

3. 疾病预防控制和健康教育相关微信公众号

【中国疾控中心】

账号主体：中国疾病预防控制中心（中国预防医学科学院）。

公众号简介：是中国疾病预防控制中心的官方账号，向公众传播健康知识，发布疾病预防信息和公布突发疫情等。

扫描二维码访问
中国疾控中心公众号

【中国健康教育】

账号主体:中国健康教育中心

公众号简介:倡导健康文明生活方式,发布科学的健康知识。

扫描二维码访问

中国健康教育公众号

四、中国结核病防控健康教育资源库

(网址:http://tb.chinacdc.cn/jkjyzyk/)

附录

关于印发百千万志愿者结核病防治知识传播活动提升行动工作方案（2023—2025年）的通知

国疾控综传防发〔2023〕5号

各省、自治区、直辖市及新疆生产建设兵团疾控主管部门、民政厅（局）、卫生健康委、团委：

“百千万志愿者结核病防治知识传播活动”已在全国实施10年，在相关部门、专业机构和全社会的共同努力下，全国已有100余万名志愿者加入到结核病防治志愿宣传队伍。活动为推进结核病防治知识全面普及、助力实现终结结核流行目标作出了重要贡献。为进一步弘扬志愿者服务精神、深入持续开展活动，我们制定了《百千万志愿者结核病防治知识传播活动提升行动工作方案（2023—2025年）》。现印发给你们（可从国家疾控局微信公众号下载），请认真组织实施。

附件：百千万志愿者结核病防治知识传播活动提升行动工作方案（2023—2025年）。

国家疾控局综合司

民政部办公厅

国家卫生健康委办公厅

共青团中央办公厅

2023年3月2日

附件

百千万志愿者结核病防治知识传播活动提升行动工作方案（2023—2025年）

结核病是严重危害人民群众身体健康的慢性呼吸道传染病。为广泛动员社会各界力量参与结核病防治工作，鼓励广大志愿者积极传播结核病防治知识，促进结核病早发现、早诊断、早治疗，2012年3月，原卫生部启动实施了“百千万志愿者结核病防治知识传播活动”（以下简称“百千万活动”）。10年来，该项活动得到了社会各界的大力支持和积极响应，产生了良好的社会效果。为持续推动该项活动深入开展，进一步扩大宣传倡导的社会影响力，制定本工作方案。

一、目标

通过为志愿者搭建更多平台，给予更多支持，推进“百千万活动”规范化、常态化，与我国志愿服务相关政策和信息管理平台实现对接，形成国家级、省级、地（市）和县（区）级志愿者参与的结核病防治知识传播链，进一步提高全民结核病防治的意识和健康知识的全面普及。

二、时间和范围

（一）时间。2023年3月至2025年3月。

（二）范围。全国范围内以县（区）级组织为基础，在各级组织开展志愿宣传活动。

三、活动内容和形式

（一）志愿者招募和管理。

1. 志愿者基本条件。

（1）遵守中国法律法规，热心公益事业，自愿开展结核病防治知识传播公益活动的各界人士；

（2）弘扬奉献、友爱、互助、进步的志愿精神，具备相应民事行为能力以及与其从事的志愿服务相适应的知识、技能和身体条件；

（3）能够对自己的认知和行为负责；

（4）能够正确阅读并正确理解结核病防治核心信息及知识要点和相

关的健康知识。

2. 志愿者招募和管理。

国家、省、地（市）和县（区）级负责结核病防治的机构要指定专人负责志愿者的招募和管理，积极探索志愿者管理新模式，依托中国志愿服务网做好志愿者招募、志愿服务团队管理、志愿服务项目发布、志愿服务记录和证明出具等工作，不断提升志愿者管理的信息化、规范化水平。地方各级疾控主管部门要会同民政部门，按照《志愿服务条例》及相关政策要求，加强对"百千万活动"志愿者的规范管理。

（二）活动准备。

1. 制定工作计划。地方各级卫生健康行政和疾控主管部门要会同民政部门、共青团组织将"百千万活动"纳入本级结核病防治健康促进与健康教育、志愿者活动等工作规划计划，明确具体工作目标、活动内容和形式、保障措施、效果评估等内容。

2. 开展社会动员。积极动员社区、学校、医疗机构、企事业单位、社会组织、志愿服务团队等参与"百千万活动"；采取多种形式建立有效沟通机制，积极邀请政府有关部门负责同志和相关机构管理者参加活动，持续动员更多志愿者参与。

（三）志愿者培训和技术指导。地方各级负责结核病防治的机构要牵头协调相关定点医疗机构和健康教育机构，对"百千万活动"志愿者定期开展必要的培训，并提供技术支持和指导。培训内容包括：结核病防治核心信息及知识要点、志愿者开展活动方法、活动记录总结要求等。组织志愿者开展经验分享和交流活动。

（四）志愿者活动形式。

地方各级负责结核病防治的机构牵头，协同定点医疗机构和健康教育机构定期组织志愿者开展知识传播活动，例如世界防治结核病日主题宣传活动、义诊期间的志愿宣传、结合强身健体活动开展公益宣传、新生入学体检宣传、企事业机关单位入职宣传、大型赛事（活动）与公益宣传、义工宣传、结合"三下乡"开展宣传活动等。地方各级共青团组织要发动青年学生志愿者利用社团活动、假期和社会实践等机会深入校园、社区、企事业单位和行政机关开展宣传。

四、活动总结和评估

各省份和新疆生产建设兵团负责结核病防治的机构每年要牵头对本地区“百千万活动”的开展情况进行总结，内容包括志愿者队伍建立情况、志愿工作保障情况、志愿者活动开展情况、活动效果评价等。每年要对志愿者团体和个人开展活动的情况进行评估，内容包括年度内开展志愿宣传活动的形式、规模、频次、覆盖人群、媒体传播、效果等。收集遴选有创新、有特色、有实效和感人的活动案例，按有关要求向国家推荐，并做好相关活动资料的存档工作。

五、组织实施

（一）工作职责。

国家疾控局传染病防控司会同民政部慈善事业促进和社会工作司、共青团中央青年志愿者行动指导中心，负责活动的组织领导和行政指导。地方各级卫生健康行政和疾控主管部门、民政部门、共青团组织负责本级活动的组织领导和指导工作。

中国疾控中心会同中国健康教育中心等机构负责“百千万活动”的具体组织实施，开展培训和技术指导、督导评估、信息收集和分析整理，组织交流和推广等工作。中国健康教育中心负责活动相关宣传教育材料的编印、发放等工作。地方各级负责结核病防治的机构要做好本级“百千万活动”的具体实施工作。

（二）经费保障。

地方各级卫生健康行政和疾控主管部门、共青团组织要将“百千万活动”经费纳入本地区传染病防治、志愿者活动工作统筹考虑，积极予以支持。

（三）材料报送。

每年 1 月 30 日前，各省份和新疆生产建设兵团负责结核病防治的机构要将上一年活动总结、典型案例等材料，经省级疾控主管部门同意后，报送至中国疾控中心结核病预防控制中心。